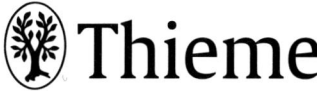

Checklisten der Zahnmedizin

# Orale Implantologie

Claudio Cacaci
Jörg Neugebauer
Andreas Schlegel
Frank Seidel

87 Abbildungen
14 Tabellen

Georg Thieme Verlag
Stuttgart · New York

*Bibliografische Information –*
*der Deutschen Nationalbibliothek*

Die Deutsche Nationalbibliothek verzeichnet diese Publikation in der Deutschen National-bibliographie; detaillierte bibliografische Daten sind im Internet über http://dnb.d-nb.de abrufbar

**Wichtiger Hinweis:** Wie jede Wissenschaft ist die Medizin ständigen Entwicklungen unterworfen. Forschung und klinische Erfahrung erweitern unsere Erkenntnisse, insbesondere was Behandlung und medikamentöse Therapie anbelangt. Soweit in diesem Werk eine Dosierung oder eine Applikation erwähnt wird, darf der Leser zwar darauf vertrauen, dass Autoren, Herausgeber und Verlag große Sorgfalt darauf verwandt haben, dass diese Angabe **dem Wissensstand bei Fertigstellung des Werkes** entspricht.

Für Angaben über Dosierungsanweisungen und Applikationsformen kann vom Verlag jedoch keine Gewähr übernommen werden. **Jeder Benutzer ist angehalten**, durch sorgfältige Prüfung der Beipackzettel der verwendeten Präparate, Medizinprodukte und gegebenenfalls nach Konsultation eines Spezialisten festzustellen, ob die dort gegebene Empfehlung für Dosierungen oder die Beachtung von Kontraindikationen gegenüber der Angabe in diesem Buch abweicht. Eine solche Prüfung ist besonders wichtig bei selten verwendeten Präparaten oder solchen, die neu auf den Markt gebracht worden sind. **Jede Dosierung oder Applikation erfolgt auf eigene Gefahr des Benutzers.** Autoren und Verlag appellieren an jeden Benutzer, ihm etwa auffallende Ungenauigkeiten dem Verlag mitzuteilen.

© 2006 Georg Thieme Verlag KG
Rüdigerstraße 14
D-70469 Stuttgart
Telefon: +49/07 11/89 31-0
Unsere Homepage: http://www.thieme.de

Printed in Germany

Zeichnungen: Martin Eckert, Mannheim;
Claudia Schillinger, Mannheim;
Emil Wolfgang Hanns, Schriesheim
Umschlaggestaltung: Thieme Verlagsgruppe
Umschlaggrafik: Martina Berge, Erbach
Satz: Druckhaus Götz GmbH, Ludwigsburg
gesetzt in Textline
Druck: Westermann Druck Zwickau GmbH, Zwickau

ISBN 3-13-143231-4    1 2 3 4 5 6
ISBN 978-3-13-143231-5

Cacaci, Claudio, Dr. med. dent.
Fachzahnarzt für Oralchirurgie
Zahnärztliche Praxis Dr. Hajtó/Dr. Cacaci
Weinstraße 4
80333 München

Neugebauer, Jörg, Dr. med. dent.
Interdisziplinäre Poliklinik für Orale Chirurgie und Implantologie
Klinik und Poliklinik für Mund-, Kiefer- und Plastische Chirurgie
Kerpener Straße 32
50931 Köln

Schlegel, Andreas, PD Dr. med. Dr. med. dent.
Klinik und Poliklinik für Mund-, Kiefer- und Gesichtschirurgie
Universität Erlangen
Glückstraße 11
91054 Erlangen

Seidel, Frank, Dr. med. dent.
Zahnarzt für Oralchirurgie
Berlin-Brandenburger-Implantatzentrum
Förster-Funke-Allee 104
14532 Kleinmachnow

# Geleitwort

Die zahnärztliche Implantologie hat sich in den letzten 2 Jahrzehnten von einer aus der Praxis empirisch entwickelten Behandlungsoption mit nur geringer wissenschaftlich fundierter Absicherung zu einer etablierten Therapie verloren gegangener Zähne entfaltet.

Nach der Aufname der ersten Gebührenpositionen in der GOZ 1988 für die prinzipiellen implantologischen Leistungsbeschreibungen hat sich eine Reihe von Methoden und Systeme am Markt etabliert. Hierbei profitiert die zahnärztliche Implantologie von allen Gebieten der Zahnheilkunde und ist somit ein integrativer Bestandteil dieser geworden. Die Weiterentwicklungen werden heute immer noch aus der praktischen Anwendung initiiert, von der Industrie umgesetzt und durch wissenschaftliche Studien in Praxen und Kliniken verifiziert.

Die Aus- und Weiterbildung auf diesem Fachgebiet erfordert neben den verschiedenen Fachdisziplinen der Zahnheilkunde auch das Knowhow aus praktischer Anwendung, Wissenschaft und Industrie. Die Autoren haben in ihrer individuellen implantologischen Karriere Erfahrungen auf diesen Gebieten gesammelt und ein Werk zusammengestellt, das sowohl Einsteigern in die Implantologie einen ersten Überblick verschafft, als auch versierten Kollegen ein Nachschlagewerk für die tägliche Anwendung bietet.

An vielen Universitäten ist die Versorgung mit Implantaten heute Bestandteil der Ausbildung, wenn auch in sehr unterschiedlichem Umfang. Das Erkennen der vollen Behandlungsoptionen durch den Einsatz von enossalen Implantaten erfordert aber auch eine gewisse Erfahrung bei der alltäglichen Patientenversorgung. Daher können die kompletten Optionen des implantatgestützten Zahnersatzes oftmals erst in der berufsbegleitenden Fortbildung erkannt und dann in der Behandlung der eigenen Patienten umgesetzt werden. Durch die Vielzahl der angebotenen Fortbildungsmöglichkeiten in Form von Wochenendkursen, Blockseminaren, Curricula und Postgraduierten-Studiengängen, sind die Lehrmeinungen weit gefächert. Die Autoren haben die nach den Erfahrungen der Praxis und Wissenschaft etablierten Verfahren zusammengetragen und für die relevante praktische Anwendung aufgearbeitet.

Der Wandel in der Implantologie zeigt sich nicht nur bei den Veränderungen der Unternehmensstrukturen der Hersteller, sondern auch in der Weiterentwicklung und kritischen Würdigung der derzeitigen Behandlungsstrategien. Der Einsatz von dreidimensionalen Röntgengeräten wird die Diagnosesicherheit für die komplexen Behandlungsfälle erhöhen. Zudem erfordern besondere chirurgische Verfahren zum Aufbau des Hart- und Weichgewebes eine gezielte Weiterbildung, um auch bei diesen Methoden eine hohe Behandlungssicherheit zu erlangen. Dies bedeutet bei der Beratung des zahnlosen oder teilbezahnten Patienten, dass häufig Verfahren zur Anwendung kommen sollten, die nur in speziellen Zentren erbracht werden. Die integrative Behandlung der Patienten in Zentren und durch den Hauszahnarzt wird sicherlich ein Bestandteil der weiteren implantologischen Therapie darstellen.

Die *Checkliste Orale Implantologie* ist darauf ausgerichtet, dem Kollegen in dem umfangreichen und in den letzten Jahren sehr diversifizierten Gebiet der zahnärztlichen Implantologie Orientierung hinsichtlich Nomenklatur, Indikationen und Vorgehen zu bieten, damit eine höchstmögliche Patientenzufriedenheit erreicht werden kann.

Köln, im April 2006                                                     Joachim E. Zöller

Als vor über 10 Jahren die Idee geboren wurde, die *Checkliste Implantologie* herauszugeben, wurde diese Disziplin der modernen Zahnmedizin den Studenten noch nicht an allen Hochschulen vermittelt. Vielmehr erfolgte der Wissenstransfer von niedergelassenen Kollegen, die ihre Erfahrungen den interessierten Kollegen in Praxiskursen oder Industrieveranstaltungen weitergaben.

Zu dieser Zeit entstand die erste Gliederung, die sich heute im Aufbau der curriculären Fortbildung der wissenschaftlichen Gesellschaften widerspiegelt. Eine systematische Vorgehensweise für den erfolgreichen Einsatz zahnärztlicher Implantate hat sich in den letzten Jahren etabliert und bildet die Basis für dieses Werk. Dabei ist aber auch Raum für eine Reihe von Variationen, getreu dem Motto: Viele Wege führen nach Rom.

Wir beschäftigen uns nun schon sehr lange mit der zahnärztlichen Implantologie und den damit verbundenen Randgebieten. Unsere berufliche Tätigkeit und Interessenschwerpunkte haben sich jeweils unterschiedlich weiterentwickelt – von der Hochschule in die Praxis, von der Industrie an die Hochschule, oder auch die kontinuierliche Forschung und Lehre an der Hochschule. Damit sind alle drei Säulen der modernen Implantologie im Autorenteam repräsentiert.

Die Weiterentwicklung der Therapieformen erfordert eine aktive Auseinandersetzung mit den aktuellen Entwicklungen und eigenen Erfahrungen sowie der Rückkopplung der vorgestellten Verfahren durch die Anwender. Wir sind auch deshalb in den renommierten wissenschaftlichen Gesellschaften aktiv. So konnten wir ein Buch erstellen, das die verschiedenen Möglichkeiten darstellt, dem interessierten Leser einen Überblick verschafft und als Nachschlagewerk für die einzelnen Therapieentscheidungen dient.

Die Idee zu Beginn der Konzeption, einen objektiven Vergleich aller Hersteller und Implantatsysteme zu erstellen, ließ sich leider nicht umsetzen. Die Vielfalt und der Innovationszyklus der heute am Markt befindlichen Systeme lässt eine aktuelle Beschreibung für ein Buch dieser Form leider nicht zu. In unserem Werk werden daher die relevanten Systemcharakteristika beispielhaft anhand der Produkte verschiedener Hersteller vorgestellt. Wie sich herausstellte, ist es inzwischen unmöglich, alle Firmen in einem solchen Buch zu nennen. Die nicht genannten Firmen mögen dies verzeihen und sich in der systemischen Beschreibung wieder finden.

Uns ist bewusst, dass die Implantologie einer raschen Veränderung unterliegt – wir werden das Fachwissen für die nächste Auflage erneut aufarbeiten. Zu guter Letzt gilt unser Dank all den Mitarbeitern des Verlages, die das Werk mit ihrer Arbeit und Geduld unterstützt haben. Besonderer Dank geht an Herrn Manfred Eckert und Frau Claudia Schillinger für die Erstellung der Grafiken sowie an Frau Susanne Knof und Herrn Philip Cantzler für die rasterelektronenmikroskopischen Aufnahmen.

München, Köln, Erlangen, Berlin, im August 2006                    Die Autoren

Inhaltsverzeichnis

**1 Allgemeiner Teil** ........................................................... 1
Implantatosseointegration ................................................. 1
  Phasen der Osseointegration ........................................... 1
  Material ................................................................. 2
Implantatoberflächen ...................................................... 3
  Titan ohne zusätzliche Oberflächenbearbeitung ...................... 3
  Titan mit Oberflächenbearbeitung durch mineralische Säuren ....... 3
  Titan mit Oberflächenbearbeitung durch Strahlen ................... 3
  Kombination von Strahlen und Ätzen ................................. 4
  Titan mit anodischer Oxidation ...................................... 5
  Titanbeschichtung ..................................................... 5
  HA-Beschichtung ....................................................... 6
Implantatgeometrie – enossale Verankerung ............................. 7
  Schrauben .............................................................. 7
  Spezialgewinde ........................................................ 8
  Zylinder ............................................................... 9
  Spreizverankerungen .................................................. 9
  Basal osseointegrierte Implantate ................................... 9
Implantatgeometrie – enossale Dimension ............................... 10
  Wurzelförmige Implantate ............................................. 10
  Parallelwandige Implantate .......................................... 11
Implantatgeometrie krestal ............................................... 12
  Transgingivaler Bereich .............................................. 12
  Temporärer Verschluss ................................................ 14
Implantat-Aufbau-Verbindung ............................................. 15
  Externe Verankerung .................................................. 15
  Interne Verankerung .................................................. 15
Implantationsmodalität ................................................... 18
  Definition ............................................................. 18
Implantationszeit ........................................................ 19
  Definition ............................................................. 19
  Relevanz der Sofortbelastung ........................................ 20
  Rahmenbedingungen für die Sofortbelastung ......................... 20
  Art der Belastung ..................................................... 20

**2 Voraussetzungen in der Praxis** ...................................... 22
Strukturelle Voraussetzungen in der Praxis ............................. 22
  Allgemeines ............................................................ 22
  Gesetzliche Grundlagen – Medizinproduktegesetz .................... 22
  Umsetzung in der Praxis bei implantologischen Eingriffen .......... 23

**3 Indikation und Kontraindikation in der Implantologie** .............................. 25

Indikation zur dentalen Implantation ..................................................... 25

Entwicklung ............................................................................. 25

Indikation zur dentalen Implantation ................................................. 25

Indikationsklassen in der zahnärztlichen Implantologie ................................. 27

Indikationsklassenbeschreibung nach Brinkmann (1976) ............................. 27

Indikationseinteilung in der zahnärztlichen Implantologie (BDIZ 1997) .............. 27

Prothetisch determinierte Indikationsklasseneinteilung ............................. 28

Allgemeinmedizinische Kontraindikationen ............................................... 31

Allgemein ............................................................................. 31

Einteilung allgemeinmedizinischer Kontraindikationen nach Feher/Schärer ........ 31

Risikoabstufung aus allgemeinmedizinischer Sicht .................................... 33

Zahnmedizinische Kontraindikationen – Risikostrukturierung und Management .... 34

Funktionelle Risiken .................................................................. 34

Management funktioneller Risiken ..................................................... 34

Ästhetische Risikofaktoren und deren Bewertung ...................................... 35

Anatomische Risikofaktoren und deren Bewertung ..................................... 37

Parodontologische Risikofaktoren ..................................................... 39

Kieferorthopädische Risikofaktoren ................................................... 40

**4 Diagnostik** ......................................................................... 41

Allgemeinmedizinische Abklärung ........................................................ 41

Anamnese .............................................................................. 41

Überweisung an den Hausarzt/Internisten .............................................. 42

Implantationsspezifische Abklärung ..................................................... 43

Zahnärztliche Untersuchung ............................................................ 43

Klinischer Untersuchungsbefund ....................................................... 43

Präoperative klinische Diagnostik des Implantatlagers ............................... 44

Radiologische Diagnostik des Implantatlagers ......................................... 45

Diagnostik des Implantatlagers bei Spätimplantationen ............................... 45

Transversales Knochenangebot ......................................................... 46

Schema zur präimplantologischen Diagnostik .......................................... 46

Diagnostik des Implantatlagers bei Sofort- und verzögerten Sofortimplantationen .. 47

**5 Patientenaufklärung** ............................................................... 49

Allgemeines ............................................................................ 49

Umfang und Einteilung der Patientenaufklärung ......................................... 50

Art und Umfang der Versorgung, allgemeine Aufklärung ............................... 50

Spezielle implantologische Aufklärung ................................................ 50

Wirtschaftliche Aufklärung ............................................................ 51

Erfahrung und Ausbildung des Behandlerteams ......................................... 52

Alternative Therapiemöglichkeiten .................................................... 52

Auswirkungen des chirurgischen Eingriffs ............................................. 53

Dokumentation ......................................................................... 53

**6 Präimplantologische Planung** ........................................................... 55
Prothetisch und patientenorientierte Implantatplanung ............................... 55
    Allgemeines ...................................................................................... 55
    Rückwärtsplanung ............................................................................. 55
Vorbereitende Maßnahmen für die Implantatplanung ................................... 56
    Beratungsgespräch ........................................................................... 56
    Vorbereitende Maßnahmen ................................................................ 56
    Diagnose und Therapieentscheidung .................................................. 57
    Behandlungsplan .............................................................................. 57
    Vorbehandlung ................................................................................. 57
    Festlegung der Implantatpositionen und -dimensionen ......................... 58
    Bohrschablonen ............................................................................... 58
    3D-basierte Implantationshilfen ......................................................... 58
    3D-Planungsprogramme .................................................................... 59

**7 Grundzüge der implantologischen OP-Verfahren** .................................. 61
Einleitung ............................................................................................. 61
    Vorbereitung: Materialien und Instrumente .......................................... 61
    Übertragung der Implantatplanung ..................................................... 61
    Analgesie ........................................................................................ 61
Schnittführung ...................................................................................... 62
    Aufklappen der Papillen .................................................................... 62
    Parapapilläre lokale Schnittführung .................................................... 62
    Parapapilläre extendierte Schnittführung mit Bildung eines Trapezlappens bei der
    Sofortimplantation ........................................................................... 63
    Krestale Inzision bei ausreichend fixierter Schleimhaut bei der verzögerten Sofort-
    oder Spätimplantation ....................................................................... 63
    Vestibulumplastik ............................................................................. 63
    Vestibuläre Schnittführung ................................................................ 65
Implantatbettaufbereitung ...................................................................... 66
    Vorgehen ......................................................................................... 66
Implantatinsertion ................................................................................. 69
    Vorgehen bei Zylinderimplantaten ...................................................... 69
    Vorgehen bei Schraubenimplantaten ................................................... 69
    Krestale Position des Implantatanschlusses ......................................... 70
Implantatverschluss ............................................................................... 71
    Vorgehen ......................................................................................... 71
Postoperative Nachsorge ........................................................................ 72
    Vorgehen ......................................................................................... 72
    Arten von Interimsversorgungen ........................................................ 72

**8 Besondere implantologische Techniken** .............................................. 73
„Bone spreading" .................................................................................. 73
„Bone condensing" ................................................................................ 75

Alveolarkamm-Spaltosteotomie ............................................................. 77
Vertikale Kieferkammdistraktion ........................................................... 79
    Operative Technik im interforaminärem Bereich ...................................... 80
    Vorteile der Distraktionsosteogenese .................................................. 81
    Risiken der Distraktionsosteogenese ................................................... 81
Interimsimplantate .......................................................................... 82
    Material .................................................................................... 83
    Technik und Vorgehensweise bei Sofortimplantation und Augmentation ............ 83
    Provisorische Versorgung ................................................................ 84
    Herstellung eines Langzeitprovisoriums ............................................... 84
Nervverlagerung ............................................................................. 86
    Risiken der Nervverlagerung ............................................................ 89
„Platelet-rich plasma" (PRP) und Knochenaufbau ...................................... 90
    Praktisches Vorgehen .................................................................... 90
Sofortbelastung im zahnlosen Unterkiefer ............................................... 92
    Operative Technik ........................................................................ 92
    Chirurgische Phase ....................................................................... 92
    Prothetische Phase ....................................................................... 93

**9 Augmentationsverfahren in der Implantologie** ..................................... 95
Grundlagen .................................................................................. 95
Körpereigener Knochen .................................................................... 97
Biologische Mechanismen der Knochenreparation ...................................... 100
    Heilungsvorgänge der Hartgewebe ..................................................... 100
    Phasen der Transplantateinheilung ..................................................... 100
Extraorale Entnahme und Augmentation ................................................. 102
    Vorbereitende Maßnahmen ............................................................. 102
    Anästhesie ................................................................................ 102
    Knochenentnahme ....................................................................... 102
    Lagerpräparation intraoral .............................................................. 102
    Augmentation ............................................................................ 102
    Nachsorge ................................................................................ 102
Intraorale Entnahme und Augmentation ................................................. 103
    Ortsnah – intraoral ...................................................................... 103
    Vorbereitende Maßnahmen ............................................................. 103
    Anästhesie ................................................................................ 103
    Knochenentnahme ....................................................................... 104
    Lagerpräparation ........................................................................ 104
    Augmentation ............................................................................ 104
    Nachsorge ................................................................................ 104
    Risiken der autologen Knochenentnahme ............................................. 105
Sinusbodenelevation und Augmentation ................................................. 106
    Präoperative Patientenaufklärung ...................................................... 106
    Operative Technik ....................................................................... 107

Knochenersatzmaterialien .............................................................. 108
   Einteilung ........................................................................ 108
   Auswahl des geeigneten Knochenersatzmaterials ...................................... 108
   Material .......................................................................... 109
   Präoperative Patientenaufklärung ................................................. 109
   Operative Technik ................................................................. 109
   Anästhesie ....................................................................... 109
   Lagerpräparation ................................................................. 109
   Augmentation ..................................................................... 110
   Nachsorge ........................................................................ 110
   Risiken der Knochenersatzmaterialien ............................................. 110
Membrantechniken ..................................................................... 111
   Einteilung ....................................................................... 111
   Auswahl des geeigneten Membranmaterials .......................................... 112
   Material .......................................................................... 112
   Präoperative Patientenaufklärung ................................................. 112
   Operative Technik ................................................................. 112
   Anästhesie ....................................................................... 113
   Lagerpräparation ................................................................. 113
   Membranapplikation ............................................................... 113
   Nachsorge ........................................................................ 113
   Risiken der Membrantechniken ..................................................... 113

**10 Prothetik** ...................................................................... 114
Weichgewebeausformung ................................................................ 114
   Krestale Inzisionseröffnung ...................................................... 114
   Krestale Aufdehnung .............................................................. 114
   Rolllappenplastik ................................................................ 114
   Papillenrekonstruktionsplastik ................................................... 115
   Bindegewebetransplantation ....................................................... 115
   Knochendarstellung ............................................................... 116
Abdrucknahme ......................................................................... 117
   Übertragung des Implantatniveaus ................................................. 117
   Übertragung des Schleimhautniveaus ............................................... 117
   Pickup-Technik ................................................................... 118
   Repositionstechnik ............................................................... 118
Modellherstellung .................................................................... 119
   Vorgehen ......................................................................... 119
   Okklusion und Artikulation ....................................................... 119
Einzelzahnversorgung ................................................................. 120
   Zementierte Verankerung .......................................................... 120
   Axial verschraubte Verankerung ................................................... 120
   Horizontal bzw. transversal verschraubte Verankerung ............................. 121
   Aufbauten ........................................................................ 121

Brückenversorgung .................................................................... 122
   Zementierte Versorgung ............................................................ 122
   Verschraubte Versorgung .......................................................... 122
   Abnehmbare Versorgung ........................................................... 122
Prothesenverankerung ............................................................... 123
   Steg mit 2 Implantaten ............................................................. 123
   Steg mit 4 oder mehr Implantaten .............................................. 123
   Kugelkopfattachments ............................................................. 123
   Doppelkronen ....................................................................... 123
   Abnehmbare Brücken .............................................................. 124
   Verbundbrücke ..................................................................... 124

**11 Komplikationen** ..................................................................... 125
Während der Implantation ........................................................... 125
   Verletzung benachbarter anatomischer Strukturen ......................... 125
   Interimplantärer Abstand .......................................................... 125
   Unzureichende Primärstabilität ................................................. 125
   Zu hohes Insertionsdrehmoment ............................................... 126
Bei augmentativen Techniken ...................................................... 127
   Sinusbodenelevation .............................................................. 127
   Applikation von Membranen und/oder Knochenersatzmaterial ............ 127
Nach der Implantation ............................................................... 128
   Weichgewebekomplikation ....................................................... 128
   Belastung durch Interimsprothese .............................................. 128
Während der Prothetik ............................................................... 130
   Beschädigung der Rotationssicherung ......................................... 130
   Überdrehen der Verschraubung ................................................. 130
Nach Eingliederung der Prothetik .................................................. 131
   Lockerung der Halteschraube .................................................... 131
   Fraktur von Aufbau/Halteschraube ............................................. 131
   Knocheneinbruch bis zu $1/3$ der Implantatlänge ......................... 131
   Knocheneinbruch über $1/3$ der Implantatlänge .......................... 132

**12 Nachsorge, Dokumentation, Recall** .......................................... 133
   Implantatbehandlung – Durchführung .......................................... 133
   Nachsorgephase – Arzt/Ärztin ................................................... 133
   Nachsorgephase – ZMF/DH ...................................................... 134
Periimplantäre Krankheiten ......................................................... 135
   Ätiologische Faktoren ............................................................. 135
   Risikofaktoren für Periimplantopathien ....................................... 136
   Therapie ............................................................................. 136
   Antibiotikageführte Therapiemöglichkeit ..................................... 137
   Behandlung von Knochendefekten bei einer Periimplantitis ............... 137
   Antimikrobielle Photodynamische Therapie (APT) .......................... 138

**13 Implantate als orthodontischeVerankerungselemente** ........................... 139

Klinische Anwendung – enossale Orthoimplantate / Knochenschrauben .............. 139

Indikationen für orthodontische Verankerung mittels enossaler Implantate/Knochenschrauben ................................................................ 139

Klinische Anwendung – konventionelle Dentalimplantate .......................... 139

Klinische Anwendung – Orthoimplantate .............................................. 140

Klinische Anwendung – subperiostale Orthoimplantate ............................. 141

Klinische Anwendung – Micro-Anchorage-System .................................... 141

Vorteile der Implantatverankerung für orthodontische Behandlungen .............. 141

**Literatur** .......................................................................... 143

## Prinzip

➤ **Osseointegration:**
- Direkter weichgewebefreier, biologisch hochwertiger Verbund zwischen bioinertem Implantat und regulär strukturiertem vitalen Knochengewebe.
- Ein Einwachsen der Knochenzellen an und in die Implantatoberfläche erfordert eine mikrostrukturierte Implantatoberfläche, am günstigsten mit einer Mikroporosität. Für die Stabilität des periimplantären Knochenlagers sind Makroretention in Form von Gewinden oder Rillen notwendig, damit die Kaukraft über das Kollagengerüst in der Knochenstruktur aufgenommen werden kann.

➤ **Kontaktosteogenese:**
- Die Implantateinheilung erfolgt durch ein initialen Osteoblastenkontakt auf der Implantatoberfläche. Osteoblasten aus der präparierten Implantatkavität lagern sich auf der Oberfläche im Fibrinnetzwerk ab. Über fingerähnliche (Filiaepodie) und lamellenähnliche (Laminaepodie) Ausläufer differenzieren und proliferieren die Osteoblasten als flache Zellen und bedecken die Implantatoberfläche nahezu komplett.
- Die Knochenneubildung erfolgt vom Implantat in Richtung des ortsständigen Knochens. Gefäße und Markräume finden sich im periimplantären Knochengewebe. Die Areale mit Kontaktosteogenese zeigen histologisch einen ausgeprägten Knochen-Implantat-Kontakt.

➤ **Distanzosteogenese:**
- Durch das Fehlen von Retentionsmöglichkeiten für das Fibringerüst bei der Wundheilung erfolgt bei der Distanzosteogenese die Knochenneubildung vom ortsständigen Knochen in Richtung Implantat. Daher befinden sich zwischen Implantatoberfläche und Knochen Gefäße und Markräume. Der Knochen-Implantat-Kontakt ist reduziert.

## Ziel

➤ Die Implantate heilen im Knochen ohne Fremdkörperreaktion ein und treten als offene Implantate durch das Weichgewebe in die Mundhöhle.
➤ Der Weichgewebedurchtritt muss so gestaltet sein, dass eine epitheliale und bindegewebige Anlagerung des Weichgewebes am Implantat erfolgt und die Implantat-Knochen-Grenze zur bakteriell besiedelten Mundhöhle abgeschlossen ist.
➤ Die Implantatkörper benötigen eine ausreichende mechanische Retention, um die Kaukräfte aufnehmen zu können.

## Phasen der Osseointegration

Die Osseointegration verläuft in verschiedenen Phasen:
➤ Zunächst erfolgt der Kontakt der Implantatoberfläche mit Blut aus der Implantatkavität. Dadurch erfolgt eine Hydration des Titandioxidfilms mit der Adsorption der Calcium- und Phosphationen.
➤ Auf dieser Schicht lagern sich dann Knochen bildende, nichtkollagene Proteine wie Knochensialoprotein und Osteopontin ab.
➤ In dem sich ausbildenden Fibrinnetzwerk lagern sich die Osteoblasten zur Knochenneubildung am Implantat ab.
➤ Nach der initialen Osteoidbildung erfolgt die Einlagerung der mineralischen Substanzen. In den darauf folgenden Wochen wird der Knochen je nach mechanischer Belastung umgebaut.

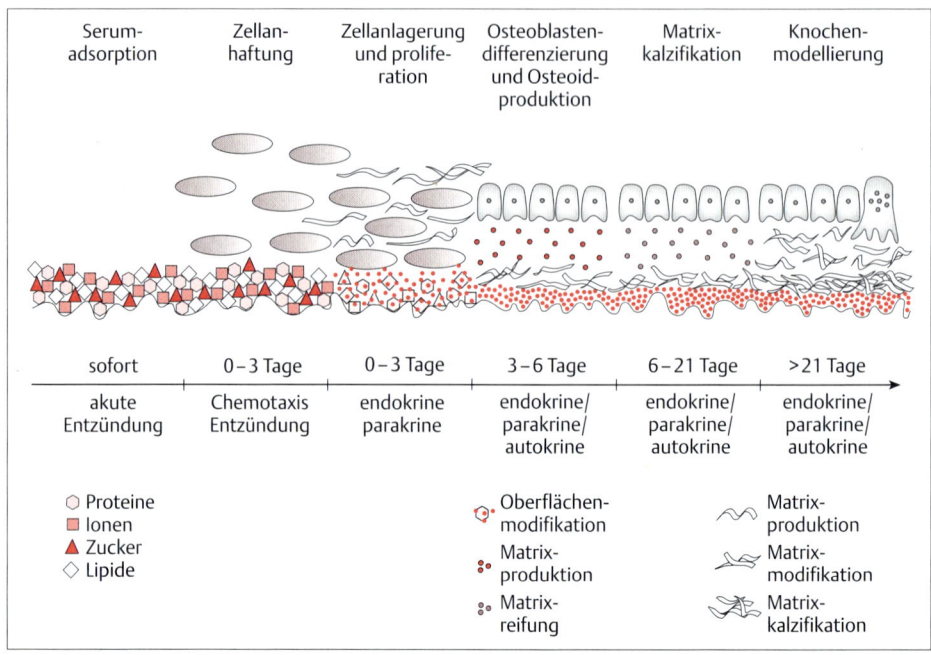

**Abb. 1.1** Ablauf der Osseointegration an der Implantatoberfläche innerhalb der ersten Wochen. Die initialen Entzündungsreaktionen werden von einer Knochenneubildung und letztendlich von einer kontinuierlichen Umbauregeneration abgelöst.

## Material

➤ **Titan** hat sich durch seine an der Atmosphäre bildende Passivierungsschicht als Implantatmaterial bewährt. Durch die verschiedenen Arten der Oberflächenkonditionierung kann eine unterschiedliche Gewebeadaptation erreicht werden. Je nach Dotierung, im wesentlichen mit Sauerstoff, werden unterschiedliche Gütegrade unterschieden:
  – Titan mit der geringsten Dotierung wird als *Grad 1* bezeichnet und zeigt die geringste mechanische Festigkeit.
  – Implantate mit *Grad 4* zeigen eine erhöhte Bruchfestigkeit, aber auch ein spröderes Verhalten, was die Festigkeit bei Wechselbiegebelastungen reduziert.
➤ **Zirkoniumoxid-Keramik** hat neben Aluminumoxid-Keramik heute bereits einen festen Stellenwert in der Anwendung für Sekundärteile. Erste Implantsysteme werden in ZrO-Keramik angeboten. Die hohen mechanischen Festigkeitswerte für ZrO-Keramik sind mit denen von Metallen vergleichbar. Aufgrund der schwierigen Formgebung und der Gefahr der Bauteilfraktur werden Implantate aus diesem Material in der Regel als einteilige, transgingival einheilende Implantate angeboten.

## Titan ohne zusätzliche Oberflächenbearbeitung

Durch die zerspannende Bearbeitung bei Drehen der Implantate kann eine relativ glatte Implantatoberfläche erzeugt werden.
➤ Vorteile:
  – gute epitheliale Anlagerung im Durchtrittsbereich
  – einfache periimplantäre Reinigungsmöglichkeit
➤ Nachteile:
  – Ausbildung von Distanzosteogenese mit geringer Verankerungsqualität bei reduzierter Knochenqualität (D4-Knochen)
  – geringe Anlagerung von Bindegewebe.

## Titan mit Oberflächenbearbeitung durch mineralische Säuren

Durch die Kombination von verschiedenen Säuren wird das Titan angegriffen und die Oberfläche wird im Mikrometerbereich aufgeraut. Mikro-Pits mit 1 μm Durchmesser entstehen, die ein Verankern der Osteoblastenausläufer in der Implantatoberfläche ermöglichen.
➤ Vorteil:
  – gegenüber gedrehter Oberfläche verbesserte Knochenanlagerung.
➤ Nachteil:
  – keine zusätzliche Verankerung im makroskopischen Bereich.

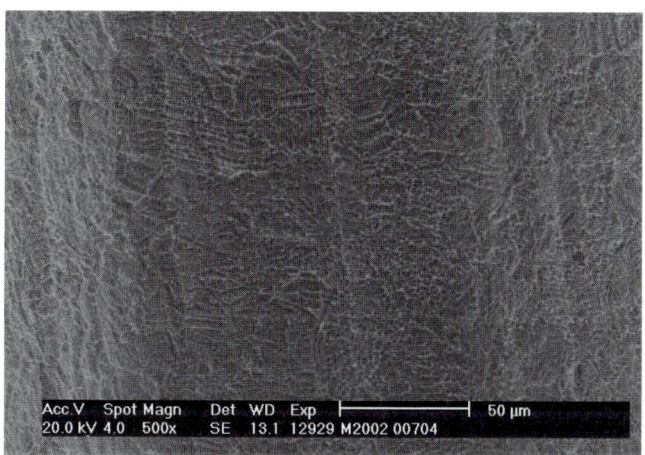

Abb. 1.**2**   Rasterelektronenmikroskopische (REM-Aufnahme) der mikrostrukturierten Oberfläche mit feinen Verftiefungen und erkennbarer gedrehter Oberfläche als Grundlage: Osteotite (Fa. 3 i Implant Innovations, Palm Beach, USA).

## Titan mit Oberflächenbearbeitung durch Strahlen

Das Strahlen mit unterschiedlichen Medien wie $Al_2O_3$, $TiO_2$ ermöglicht eine tiefere Aufrauung für ein Einwachsen der Osteoblasten in die Mikrostruktur der Implantatoberfläche.
➤ Vorteil:
  – geringere Retentionsmöglichkeit für Plaque bei Freiliegen der Oberfläche im Vergleich zur Titan-Plasma-Beschichtung
➤ Nachteile:
  – Je nach Strahlmedium verbleiben Partikel in der Oberfläche.
  – Fehlen einer Porenstruktur für die Anlagerung der Osteoblastenausläufer.

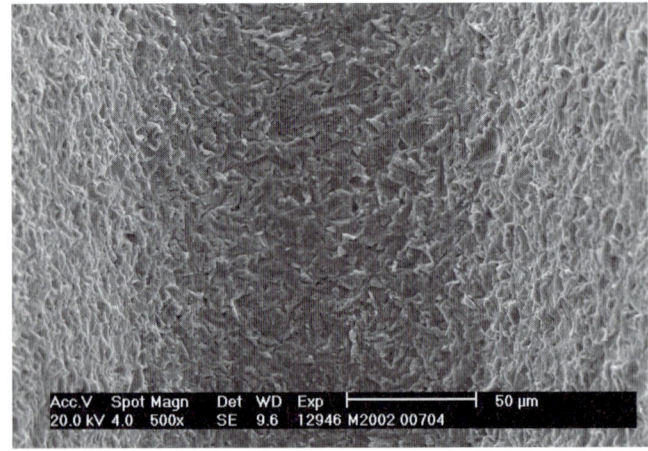

Abb. 1.**3** Kraterförmige Mikrostrukturierung mit tiefer gleichmäßiger Oberflächenveränderung durch Strahlmedium (REM-Aufnahme Astra TioBlast; Fa. AstraTech, Mölndal, Schweden).

## Kombination von Strahlen und Ätzen

Das primäre Strahlen und anschließende Ätzen schafft eine Oberfläche, die eine kombinierte biologische und mechanische Verankerung im Mikrobereich ermöglicht. Je nach Temperaturführung des Ätzvorgangs wird eine unterschiedlich tiefe Porenstruktur erreicht. Die Neutralisation des Ätzmediums ermöglicht eine Veränderung des Benetzungsverhaltens von lipophil zu hydrophil.

➤ Vorteile:
  – zusammen mit beschichteten Oberflächen beste Knochenanlagerung
  – hydrophile Oberflächen sind gut benetzbar und zeigen frühe Anlagerung von Proteinen.
➤ Nachteil:
  – Je nach Reinigungsverfahren und Strahlmedium verbleiben Partikel auf der Oberfläche.

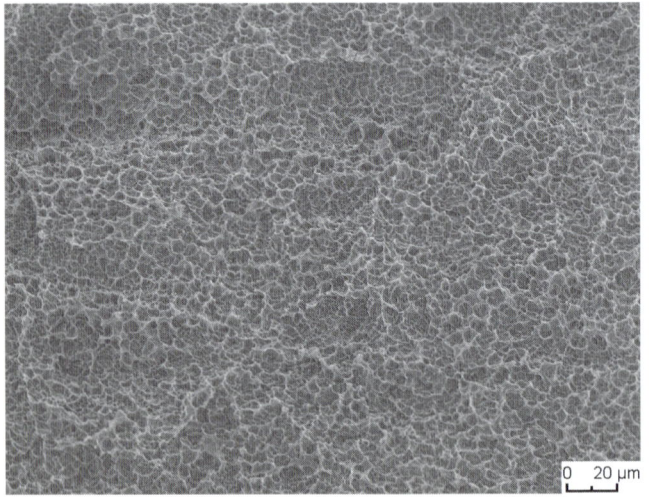

Abb. 1.**4** Bimodale Oberflächenstrukturierung mit deutlicher Berg- und Talstruktur durch Strahlen und feinen Poren durch Ätzen (REM-Aufnahme Plus; Fa. Dentsply Friadent, Mannheim).

### Titan mit anodischer Oxidation

Durch Funkenentladung wird eine anodische Oxidschicht in einem wässrigen Elektrolyten erzeugt. Die Stimulation der Entladung erfolgt in Form von Anionen und/oder Kationen, die sich in der Oberfläche einlagern (vorzugsweise Calcium- oder Phosphationen).
➤ Vorteil:
  – poröse Implantatoberfläche mit Einlagerung von die Knochenregeneration beschleunigenden Ionen.
➤ Nachteile:
  – Je nach Prozessparameter treten auch Areale mit glatter Oberflächenstruktur auf, die keine Retention von Osteoblasten ermöglichen.
  – Durch die anodische Oxidation wird die Passivierungsoxidschicht des Titans aufgebaut, sodass es im harten Knochen zu einer Lösung von Titanpartikeln bei der Implantatinsertion kommen kann.

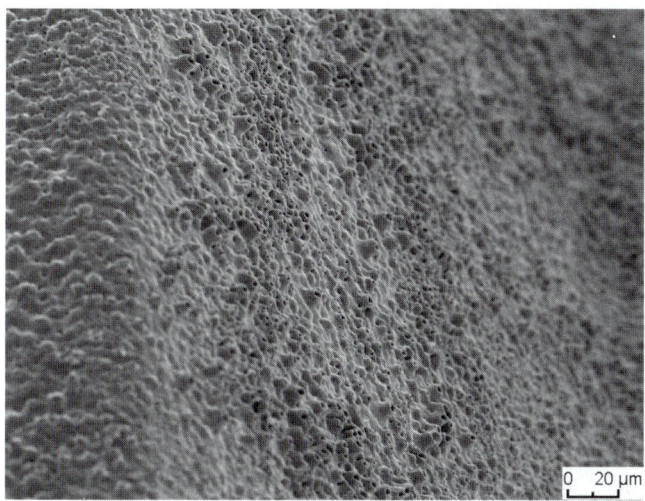

Abb. 1.5 Kegelförmige Porenstruktur durch anodische Oxidation mit glatten Arealen in den Zwischenbereichen (REM-Aufnahme TiUnite; Fa. Nobel Biocare, Göteborg, Schweden).

### Titanbeschichtung

In einem Schutzgas wird Titanpulver in einem Hitzekegel im Millisekundenbereich aufgeschmolzen und auf eine durch Strahlen vorbereitete raue Oberfläche aufgesprüht. Das Titanpulver erstarrt auf den Implantaten und bildet eine dreidimensionale Oberfläche mit ca. 1–4 µm großen Lumina.
➤ Vorteil:
  – zusammen mit den gestrahlt und geätzten Oberflächen beste Knochenanlagerung
➤ Nachteile:
  – Bei Freiliegen der Oberfläche muss die Beschichtung prophylaktisch entfernt werden, um die Plaqueadhäsion zu verringern.
  – Sehr hohe Friktion bei Verwendung auf Schraubenimplantaten mit der Gefahr des Abscherens von Titanpartikeln bei der Implantatinsertion. Jedoch bisher kein Nachweis einer klinischen Relevanz dieser Beobachtung.

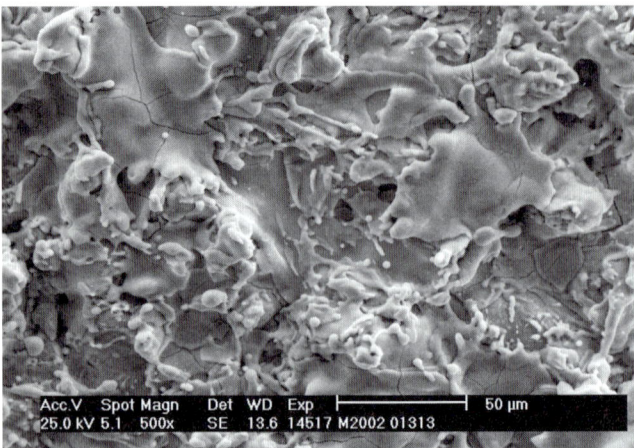

Abb. 1.**6** TPS-Beschichtung: polymorphe Oberfläche mit tiefen Höhlen und Rissen durch Aufschmelzen des Titanpulvers (Fa. Dentsply Friadent, Mannheim).

## HA-Beschichtung

Ähnlich wie bei der Titan-Plasma-Beschichtung oder durch Aufsintern im Tauchbad wird Hydroxylapatit auf die Implantatoberfläche aufgetragen.

➤ Vorteil:
– schnelle Osseointegration mit hohen Knochen-Implantat-Kontaktwerten besonders bei eingeschränkter Knochenqualität
➤ Nachteil:
– Gefahr des Verlusts der HA-Beschichtung durch Resorption, besonders bei umfangreichen Augmentationen, Applikation von plättchenreichem Plasma (PRP), Sofortimplantation und Periimplantitis.

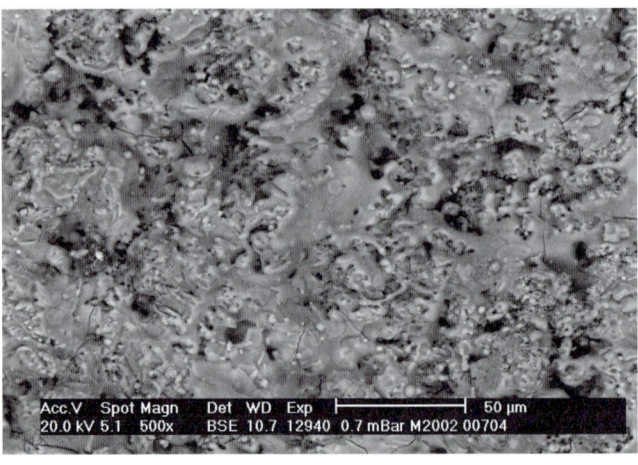

Abb. 1.**7** Hydroxylapatit-(HA-)Beschichtung: feine Polymorphe Oberflächenstruktur mit kleinen Aufschmelzungen des Hydroxylapatitpulvers (Fa. Dentsply Friadent, Mannheim).

## Prinzip

➤ Die Verankerung erfolgt im Knochen durch rotationssymmetrische normierte Implantatkörper, die durch Presspassung oder durch Schraubengewinde im Knochen fixiert werden.

➤ Im Übergangsbereich von knöcherner Verankerung zur Aufnahme der Suprastruktur erfolgt die Weichgewebeanlagerung.

## Ziel

➤ Die normierte Implantatbettaufbereitung ermöglicht eine atraumatische Präparation des Knochenlagers und ein schnelles Ausheilen der Knochenwunde nach Osseointegration.

➤ Für unterschiedliche anatomische Strukturen (Knochenqualität) stehen je nach Konzeption des Implantatsystems verschiedene Implantatkörper zur Verfügung. Durch die verschiedenen Geometrien sollen die Kaukräfte funktionell entsprechend dem vorhandenen Knochenangebot in den Alveolarknochen geleitet werden.

➤ Der transgingivale Bereich zeigt bei vielen Implantatsystemen eine unterschiedliche Konditionierung durch modifizierte Oberflächenstrukturierung oder durch mechanische Retentionen. Dadurch wird in diesem Übergangsbereich von Knochen zu Weichgewebe die Anlagerung von Knochen, Bindegewebe und Epithel möglich.

## Schrauben

➤ Der Großteil der Implantatsysteme beruht heute auf Retention durch Gewinde. Dabei werden Schraubenimplantate mit selbstschneidendem Gewinde und Gewindeaufbereitung unterschieden. Die Gewindeaufbereitung im Knochen bei klassischen Schraubenimplantaten erfordert einen zusätzlichen Arbeitsschritt für die Anwendung des Gewindeschneiders.

➤ Bei weichen Knochenqualitäten kann das aufbereitete Gewinde durch das Eindrehen des Implantats überschnitten werden, dadurch kann das Implantatlager beschädigt werden und die primäre Stabilität verloren gehen.

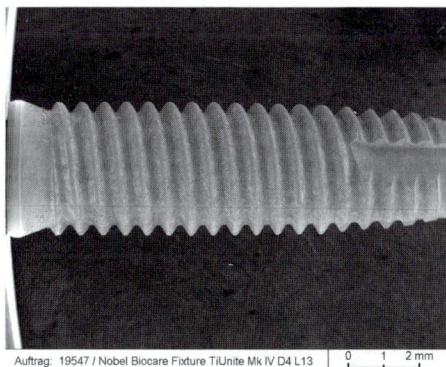

Auftrag: 19547 / Nobel Biocare Fixture TiUnite Mk IV D4 L13 | 0 1 2 mm

Abb. 1.**8** Parallelwandiges Schraubenimplantat mit gleichmäßigen Gewinde und apikaler Schneidnute. (Fixture MK IV D4 L13, Fa. Nobel Biocare, Göteborg, Schweden).

➤ Bei selbstschneidenden Implantaten erfolgt die Gewindeaufbereitung mit der Implantatinsertion. Die Kavitätenpräparation muss so abgestimmt sein, dass die Knochenspäne in entsprechenden Hohlräumen gesammelt und nicht zu stark komprimiert werden.

➤ Schraubenimplantaten mit selbstschneidenden Gewinde ist der Vorzug zu geben, da sie sich sicher auch bei lokal unterschiedlichen Knochenqualitäten inserieren lassen. Das bei Insertion aufgebrachte Drehmoment gilt als Maß für die Primärstabilität:
  – Für subgingival einheilende Implantate ist ein erreichtes Eindreh-Drehmoment von 10 – 15 Ncm ausreichend.
  – Für die Sofortbelastung von Implantaten ist ein Drehmoment von 25 – 45 Ncm notwendig, die einzelnen Werte hängen aber vom jeweiligen Implantatdesign ab.
  – Bei Drehmomenten von über 50 Ncm wird das periimplantäre Knochenlager zu stark komprimiert, was zu einer Knochenresorption führt. Das Risiko einer bindegewebigen Einscheidung und das Ausbleiben der Osseointegration ist bei hohen Eindrehmomenten vergrößert.

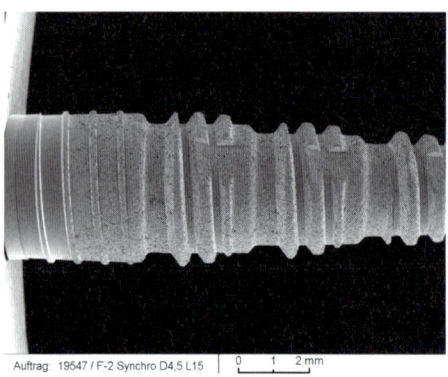

Auftrag: 19547 / F-2 Synchro D4,5 L15   0   1   2 mm

Abb. 1.**9**   Stufenförmiges Schraubenimplantat mit konischer Grundform und verschiedenen Gewindetiefen im apikalen und krestalen Bereich (Frialit-Stufenschraube, Fa. Dentsply Friadent, Mannheim).

## Spezialgewinde

Verschiedene Gewindeformen mit nach apikal zu- oder abnehmendem Gewindeprofil vermitteln eine Verankerung in unterschiedlichen Ebenen:
➤ Ein reduziertes Gewindeprofil im krestalen Bereich ist besonders für die Sofortimplantation wichtig, damit die oftmals dünne vestibuläre Lamelle durch die Gewindeaufbereitung nicht geschwächt wird.

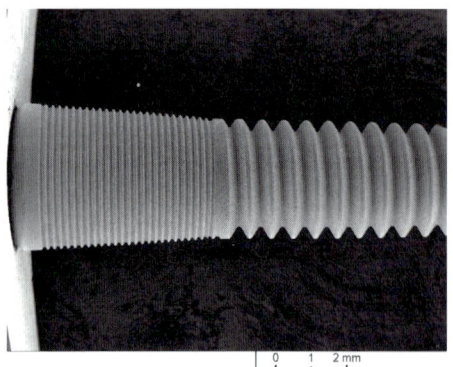

0   1   2 mm

Abb. 1.**10**   Apikales Gewinde für stabile Verankerung im ortständigen Knochen und feiner Rillenstruktur zur knöchernen Adaptation im krestalen Bereich zur Stablisierung des peri-implantären Knochenniveaus (MicroThread, Fa. AstraTech, Mölndal, Schweden).

➤ Bei Schraubenimplantaten sollten nur subtraktiv hergestellte Implantatoberflächen zur Anwendung kommen, da es bei allen additiv konditionierten Oberflächen zu Partikelabscherungen kommen kann. Die additiven Oberflächen zeigen zudem eine hohe Friktion, die eine atraumatische Insertion beeinträchtigen.

## Zylinder

Zylinderimplantate zeichnen sich durch eine schnelle und sichere Insertion aus, da die Gewindeaufbereitung entfällt und die Verschlussschrauben z. T. schon vormontiert sind. Durch die Verwendung von abgestimmtem Instrumentarium und rauen Implantatoberflächen lässt sich eine ausreichende Primärstabilität erreichen. Die klinischen Erfahrungen zur Anwendung der Sofortbelastung bei Zylinderimplantaten sind beschränkt.

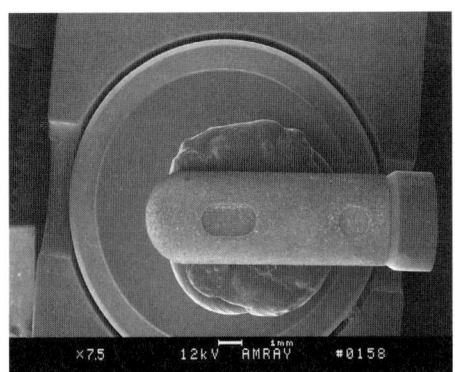

Abb. 1.**11** Zylindrisches Implantatdesign mit apikaler Abrundung für Insertion über Klopfen mit Presspassung (Cylinder-Line, Fa. Camlog, Wimsheim).

## Spreizverankerungen

Implantatsysteme mit apikalen mobilen Retentionen ähnlich einem Spreizdübel haben sich auf Grund der eingeschränkten mechanischen Festigkeit unter der funktionellen Dauerbelastung nicht bewährt, obwohl solche Systeme immer wieder vorgestellt werden.

## Basal osseointegrierte Implantate

Unter den Basal Osseointegrierten Implantaten werden heute die sogenannten Disk-Implantate vertrieben. Dabei handelt es sich um Implantatkörper mit einer oder mehreren Scheiben, die durch einen ca. 2–4 mm dicken Stab zur Aufnahme der Suprastruktur verbunden werden. Da die Scheibe von vestibulär in den Kieferkamm eingesetzt wird, ist eine besondere Anwenderschulung für die Insertion und auch bei der evt. notwendigen Entfernung Voraussetzung für eine schonende Patientenbehandlung. Die Hauptindikation dieser Implantatform wird für eine geringe Restknochenhöhe ohne der Möglichkeit einer Augmentation angegeben. Die Anwendungshäufigkeit ist auf Grund der besonderen Verarbeitungstechnik gering.

**Prinzip**

Entsprechend der anatomischen Situation werden wurzelförmige Implantate oder zylindrische Implantate je nach vorhandenen anatomischen Gegebenheiten und geplantem Behandlungsablauf verwendet.

**Ziel**

➤ Für die extraktionsnahe Implantation und die ästhetisch anspruchsvolle Rehabilitation werden wurzelförmige Implantatkörper verwendet.
➤ Im atrophierten Kiefer erreichen zylinderförmige Implantate am einfachsten eine ausreichende Primärstabilität. Die für die funktionelle Sofortbelastung geforderte Primärstabilität darf keine zu hohe Kompression des Knochens verursachen, da sonst Drucknekrosen auftreten.

**Wurzelförmige Implantate**

➤ Für ästhetische Versorgungen im anterioren Oberkiefer mit zahnanalogen Durchmessern werden wurzelförmige Implantate benötig, da das apikale Platzangebot oft reduziert ist. Durch ein ausreichend weiten Durchmesser im krestalen Bereich wird ein zahnanaloges Profil ermöglicht. Ferner eignen sich diese Implantate auch zur optimalen Ausnutzung des Knochenangebotes bei Einziehungen im Bereich der Linea myelohyoidea oder des N. alveolaris mandibulae inferior.
➤ Bei konischen Implantatgeometrien neigt der Operateur dazu, diese für eine optimale Primärstabilität zu tief in den Knochen zu inserieren. Dabei treten in kortikalen Bereichen hohe Druckspannungen auf. Die nicht kompensierte Kompression führt oftmals zu einem Verlust des Implantats in der Einheilphase. Eindreh-Drehmomente von über 50 Ncm sind bei konischen Implantaten zu vermeiden.
➤ Stufenförmige Implantate ermöglichen eine Insertion ohne das Erreichen von kritischen Drehmomenten, die anatomische Strukturen gefährden. Die Lasteinleitung wird durch die Stufengeometrie über verschiedene Ebenen verteilt. Beim Stufendesign sind jedoch durch das unterbrochene Schraubengewinde besondere Maßnahmen zur Stabilisierung bei der Sofortversorgung erfoderlich.

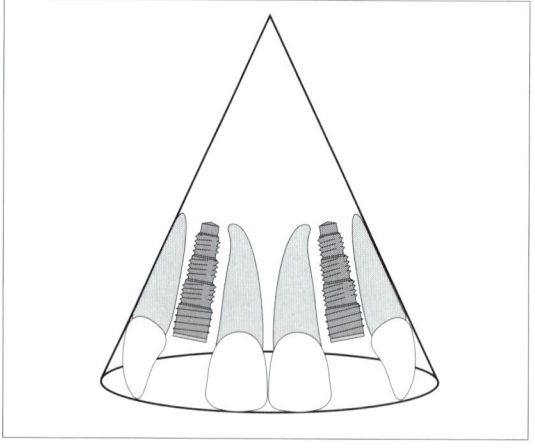

Abb. 1.**12**   Indikation für wurzelförmige Implantate im anterioren Oberkiefer bei reduziertem Platzangebot bei kleiner apikaler Basis.

## Parallelwandige Implantate

➤ Die Insertion zylindrischer Implantate bietet gerade dem ungeübten Einsteiger die Möglichkeit, mit hoher Sicherheit erfolgreich implantatprothetisch zu therapieren.

➤ Zylinderimplantate ohne Schraubgewinde erlauben bei multipler Implantation eine rationelle und schonende Insertion bei subgingivaler Einheilung. Zylindrische Implantate werden vor allem bei der Spätimplantation angewendet.

➤ Parallelwandige Implantatformen mit durchgehendem Gewinde erlauben eine stabile Insertion besonders im harten Knochen mit hoher Primärstabilität und werden für die Sofortbelastung bevorzugt.

➤ Bei großvolumigen parallelwandigen Implantaten besteht die Gefahr der apikalen Perforation oder eines großen Substanzdefekts bei der Notwendigkeit der Implantatentfernung auf Grund einer therapieresistenten Periimplantitis. Im Vergleich zu wurzelförmigen Implantaten sollten die Maximaldurchmesser der parallelwandigen Implantate kleiner gewählt werden.

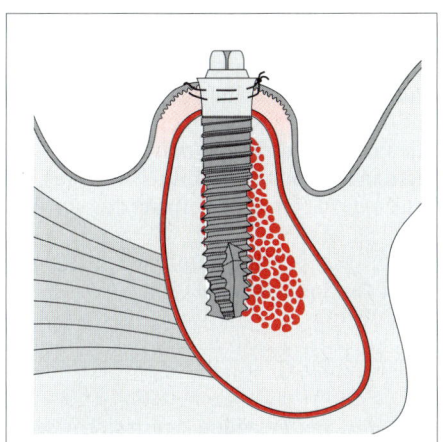

Abb. 1.**13** Parallelwandiges Implantat zur Verankerung im atrophierten Unterkiefer besonders zur Sofortbelastung oder Sofortversorgung.

# Implantatgeometrie krestal

## Prinzip

➤ Der Abschluss der Knochen-Implantat-Grenze zur Mundhöhle erfordert eine Weichgewebeanlagerung an den Implantathals. Gemäß der Struktur des Weichgewebes ist eine Zone für die Epithelanlagerung und für die bindegewebige Anlagerung notwendig.

➤ Der krestale Durchmesser der Implantate soll weitestgehend dem Durchmesser des zu ersetzenden Zahnes entsprechen.

➤ Die biologische Breite für die Weichgewebeanlagerung wird in der Literatur je nach untersuchtem Implantatsystem mit 2 – 3 mm angegeben. Dabei wird aber nicht berücksichtigt, welchen Einfluss das jeweilige Implantatdesign auf die Weichgewebeanlagerung hat.

## Ziel

➤ Für eine ästhetische zahnanaloge Rekonstruktion der Implantate ist ein Erhalt des periimplantären Knochenniveaus notwendig, damit das periimplantäre Weichgewebe eine ausreichende knöcherne Abstützung erhält.

➤ Weite Auftulpungen des Implantathalses mit mehreren Zehntelmillimetern für ein zahnanaloges Profil führen zu einer Resorption der krestalen Kortikalis. Die Höhe des Weichgewebes wird vergrößert, was einen Verlust der papillären Struktur zur Folge haben kann. Bei periimplantären Taschen > 5 mm können Anaerobier für pathologische Knochenresorptionen verantwortlich sein. Durch die verkürzte enossale Verankerungstiefe wird der prothetische Lastarm verlängert und die Prognose der Implantate reduziert.

➤ Auftulpungen im Zehntelmillimeterbereich schließen ein Epitheltiefenwachstum aus, jedoch besteht durch die Anwendung von Planfräsern die Gefahr des Verlusts des vertikalen Knochenangebotes.

➤ Parallele Implantatanschlussgeometrien vermeiden die periimplantären Belastungen und schonen die vestibuläre Lamelle besonders bei der Sofortimplantation.

## Transgingivaler Bereich

➤ **Epithelialer Anschluss:**
Die Stärke der Epithels am Zahn beträgt ca. 0,5 – 0,8 mm. Epithelzellen lagern sich in vitro an glatten gedrehten Oberflächen am besten an. Beim Lösen von Gingivaformer treten petechiale Blutungen auf, die einen *hemidesmosomalen Anschluss* an die glatte Titanoberfläche vermuten lassen.

➤ **Bindegewebiger Anschluss:**
Das Bindegewebe der fixierten Mundschleimhaut weist eine Dicke von ca. 1 mm auf. Fibroblasten zeigen das beste Proliferations- und Differenzierungsverhalten bei gleichmäßig rau strukturierten Oberflächen. Eine bindegewebige Anlagerung an der Implantatoberfläche erfordert eine strukturierte Oberfläche.

➤ **Krestales Knochenniveau:**
Die knöcherne Grenze am Implantatdurchtritt ist durch die Position der Weichgewebeanlagerung und den Beginn der Mikrostrukturierung determiniert. Eine Knochenanlagerung erfolgt an der rauen Oberfläche. Bei einem glatten Anschluss erfolgt eine Adaptation des Knochenniveaus bis auf die Höhe der ersten rauen Strukturen. Diese können durch Mikrorauigkeiten der Oberflächenbearbeitung oder die Retentionsformen erreicht werden. Die aktuellen Entwicklungen bei den Herstellern konzentrieren sich auf eine spezifische Strukturierung für Epithel, Bindegewebe und Knochen im Übergangsbereich.

### ➤ Biologischer Implantatanschluss:

Unter dem biologischen Implantatanschluss werden Übergangsbereiche verstanden, die einen Implantatkörper mit giebeldachähnlicher oder geschwungener Anschlussgeometrie zeigen, die der Form des Alveolarfortsatzes nachempfunden ist. Die Anpassung und Positionierung dieser Implantatformen ist jedoch sehr schwierig, da die physiologischen Kieferkammareale in den meisten Fällen nicht den industriell hergestellten standardisierten Implantatformen entsprechen.

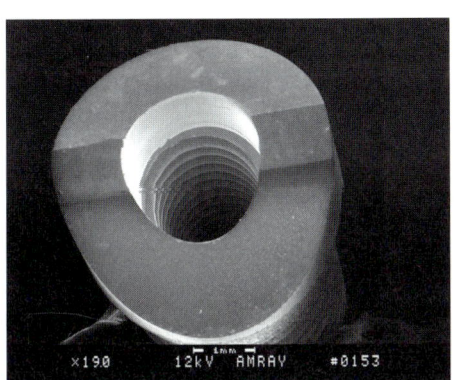

Abb. 1.**14** Giebeldachförmiger Implantatanschluss mit vestibulärer und lingualer Abschrägung für idealtypische Platzierung am abgerundeten Kieferkamm (BPI-Implantat, Fa. Biologisch Physikalische Implantate, Sindelfingen).

### ➤ Platform-Switch:

Durch die Reduktion des Durchmessers des Aufbauteils erfolgt die Weichgewebeanlagerung nicht nur parallel zur Implantatachse, sondern auch auf der Implantatoberkante. Am Durchtrittsprofil bildet sich somit eine Weichgewebeanlagerung auch auf der Implantatoberkante. Die Beweglichkeit der Schleimhaut durch die physiologische Belastung, z.B. durch Speisebolus, führt dann nicht zu einem Lösen an der vertikalen Implantatwand, da das Weichgewebe auf dem Implantat aufliegt. Dadurch erhält das Weichgewebe eine bessere mechanische Stabilisierung. Das Ausbleiben von Mikrobewegungen wird als Grund für eine geringere Knochenresorption gesehen. Im ästhetisch relevanten Bereich müssen Implantate mit Platform-Switch tiefer inseriert werden, um ein physiologisches Erscheinungsbild der Krone auf Gingivaniveau (Emergenzprofil) zu erzielen.

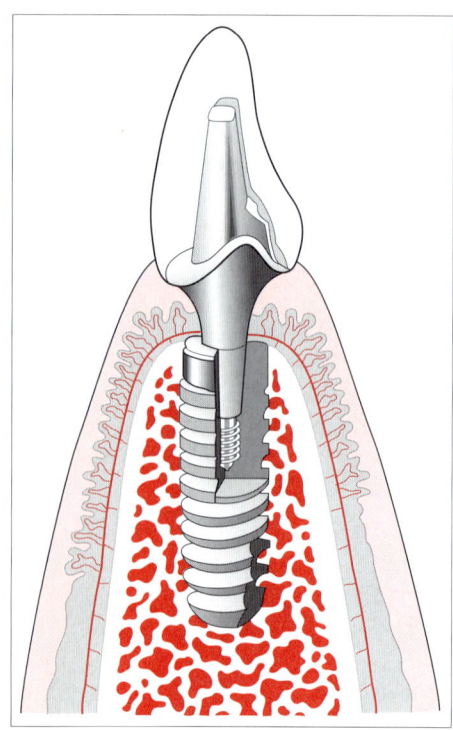

Abb. 1.**15**  Anlagerung des Weichgewebes an vertikaler und horizontaler Dimension des Implantatanschlusses durch reduzierten Durchmesser des Aufbauteils im Vergleich zum Implantatdurchmesser (Ankylos, Fa. Dentsply Friadent, Mannheim).

## Temporärer Verschluss

➤ Während der Einheilphase muss der Implantatanschluss abgedeckt werden, damit kein Knochen in die Rotationssicherung einwächst und sich kein Entzündungsherd im Implantatlumen bildet.

➤ Der temporäre Verschluss sollte durch eine *flache Verschlussschraube* erfolgen, damit die Schleimhaut spannungsfrei über den Implantaten adaptiert werden kann.

➤ Sofern das Implantat unter Knochenniveau gesetzt oder eine Maßnahme zur Gingivaverbreiterung durchgeführt wurde, ist auch eine *höhere Verschlussschraube* oder ein *Gingivaformer* geeignet. Dadurch wird das Implantat verlängert, damit kein Knochen über das Implantat wachsen kann oder das Weichgewebe expandiert wird.

## Prinzip

Durch einen Steckmechanismus können Implantate Werkzeuge zum Inserieren oder Aufbauteile für die definitive prothetische Versorgung aufnehmen.

## Ziel

Die Implantat-Aufbau-Verbindung muss einfach zu lösen sein, damit die Insertionsinstrumente leicht zu applizieren sind. Für die prothetische Versorgung ist ein dauerhafter, lebenslanger Verbund des Aufbauteils mit dem Implantat notwendig.
Die Option der reversiblen Verankerung ermöglicht die Anpassung der Implantatrekonstruktion an neue prothetische Versorgungen.

## Externe Verankerung

➤ Die klassische Verankerung mittels auf dem Implantatkörper aufgesetzten *Sechskants* ermöglicht eine stabile Verankerung von Eindrehinstrumenten. Durch die geringe Höhe von in der Regel 0,6 – 1,0 mm ist die Stabilität der prothetischen Verankerung jedoch nur gering.
➤ Die *Spline-Verzahnung* zeigt als auf dem Implantat aufgesetzte Splinte eine gute prothetische Festigkeit, jedoch ist die Lagefindung der Aufbauteile durch die Einlagerung von Weichgewebe schwierig.

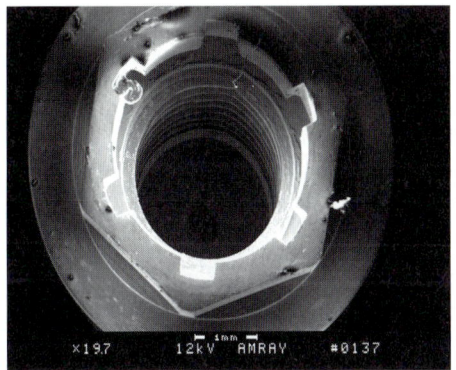

Abb. 1.**16** Implantataufbauverbindung durch externen Sechskant. Nuten am Innenbereich dienen ausschließlich der Aufnahme des Eindrehinstruments (Branemark, Fa. Nobel Biocare, Göteborg, Schweden).

## Interne Verankerung

➤ **Konus:**
Die Verankerung von Aufbauten mittels Konus im Implantat erlaubt eine sichere Fixierung der Verschraubung durch die konische Klemmung. Durch die stabile Verbindung werden Mikrobewegungen an der Implantat-Knochen-Grenze vermieden. Dies gilt als Grund für ein geringes krestales Resorptionsverhalten. Der kleinere Durchmesser der Aufbauteile wird auch als *Platform-Switch* bezeichnet. Dadurch erfolgt eine Weichgewebeanlagerung auch auf der Implantatoberkante, worin eine weitere Ursache für den reduzierten krestalen Knochenabbau gesehen wird. Eine Abdichtung des Implantatlumens konnte bisher nur bedingt nachgewiesen werden, da die herstellungsbedingte Exzentrizität nur eine segmentale konische Klemmung erlaubt.

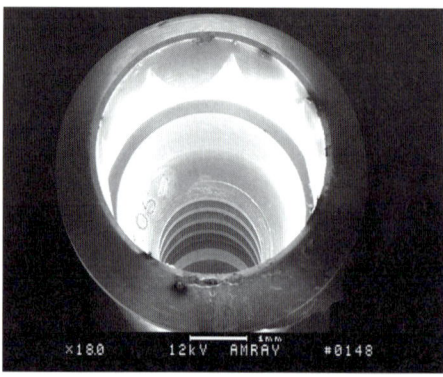

Abb. 1.**17**  Konische, innen liegende Implantat-aufbauverbindung mit zusätzlicher Rotationssicherung durch Oktagon (ITI Standard, Fa. Straumann, Basel, Schweiz).

> **Verzahnung:**
Durch das passive Einstecken von Aufbauten mit Verzahnungen lassen sich interne Rotationssicherungen auch für kleine Implantatdurchmesser realisieren. Hier sind vor allem Systeme zu bevorzugen, die mindestens 6 Aufbaupositionen ermöglichen, sodass angulierte präfabrizierte Aufbauten ohne umfangreiche Individualisierungen verwendet werden können.

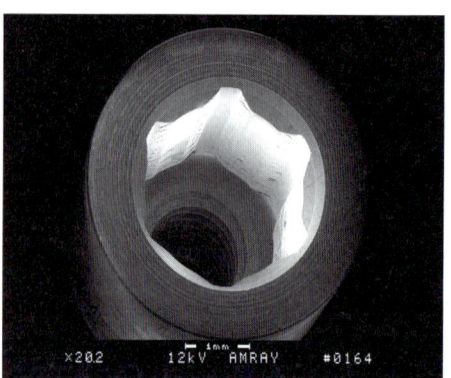

Abb. 1.**18**  Innen liegende Aufbauverbindung mit parallelwandigen Präzisionsflächen in Torx-Geometrie für formschlüssige Kraftübertragung (Sky-Implantat, Fa. Bredent Medical, Senden).

> **Polygon-Sechskant / Polygon-Achtkant:**
Die Rotationsicherung durch einen Polygon ist am besten durch einen Sechskant bzw. Achtkant realisiert. Neuere Implantatsysteme verwenden auch die aus der industriellen Verbindungstechnik bekannten Torx-Geometrien. Die Schenkellängen müssen so dimensioniert sein, dass eine ausreichende Torsionsfestigkeit (> 80 Ncm) für die Insertion gewährleistet ist. Zusätzliche Führungsflächen erhöhen die laterale statische und dynamische Stabilität. Konische Führungsflächen können bei gelockerten Aufbauten zu Deformationen der Implantatgeometrie führen.

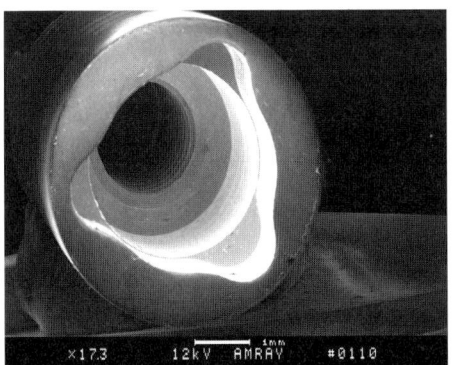

Abb. 1.**19** Innen liegende Aufbauverbindung mit polygonaler kurzer Rotationssicherung und zusätzlichen Führungszapfen (Replace Select, Fa. Nobel Biocare, Göteborg, Schweden).

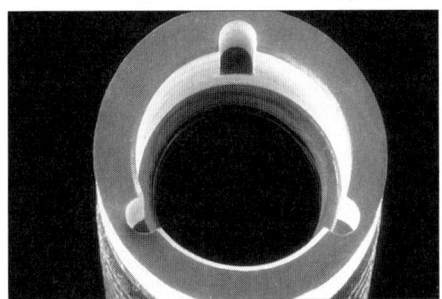

Abb. 1.**20** Innenliegende Aufbauverbindung mit polygonaler Rotationssicherung (drei Cams um jeweils 120° versetzt) mit parallelwandigen Präzisionsflächen. Nuten des Aufbauteils greifen in die Cams mit flächigem und rechtwinkligem Anschlag ein. Formschlusstubus tief hinein in den Implantatkörper (Tube-in-Tube, Fa. Camlog, Wimsheim).

## Prinzip

Während der Osseointegration werden unterschiedliche Formen der Versorgung für den Implantatanschluss gewählt. Die Einteilung orientiert sich nach der Schleimhautsituation um oder über der Implantatschulter.

## Ziel

Je nach chirurgischem und prothetischem Vorgehen stehen unterschiedliche Methoden zur Versorgung während der Einheilphase zur Verfügung.

## Definition

➤ **Subgingival:**
Die subgingivale Implantation mit belastungsfreier Einheilphase hat sich als Routinemethode bewährt. Dies erfordert zur Vermeidung von Perforationen der Schleimhaut eine niedrige Verschlussschraube, damit Spannungen des Weichgewebes ausgeschlossen werden. Das subgingivale Verfahren erfordert eine 4- bis 6-wöchige Kontrolle auf Perforationen. Die Sicherheit der belastungsfreien Einheilung erfordert jedoch einen chirurgischen Zweiteingriff zur Insertion der Gingivaformer. Da die Implantatoberkante in der Regel auf Knochenniveau platziert ist, kann bei der Freilegungsoperation das Emergenzprofil vom Knochenniveau aus gestaltet werden.
➤ **Transgingival einzeitig:**
Beim transgingivalen Vorgehen entfällt der chirurgische Zweiteingriff zur Freilegung der Implantate. Jedoch erhöht sich das Risiko der frühzeitigen Belastung in der Einheilphase. Durch die Perforation zur Mundhöhle ist das Risiko einer Entzündung bei der Anwendung augmentativer Verfahren erhöht.
➤ **Transgingival zweizeitig:**
Die Verwendung der Gingivaformer zum Zeitpunkt der Implantation hat sich gerade bei der Sofortimplantation ohne Präparation eines Schleimhautlappens bewährt. Die Option zum Auswechseln der Sekundärteile bleibt bestehen, jedoch sind die Mobilisation der Schleimhaut für ein gedecktes Einheilen und der Zweiteingriff zur Eröffnung der Implantate nicht notwendig. Sofern entgegen der Planung augmentiert werden muss, kann bei dem zweiteiligen transgingivalen Vorgehen der Behandlungsablauf auf ein subgingivales Vorgehen umgestellt werden.

**Tabelle 1.1** Vergleich der verschiedenen Einheilmodalitäten

| Parameter | Subgingival | Transgingival einzeitig | Transgingival zweizeitig |
|---|---|---|---|
| Augmentationen | + | – | 0 |
| Ästhetik | + | – | + |
| Eröffnungsoperation | – | + | + |
| Kosten | – | + | – |
| Stabilität | – | + | – |

## Prinzip

➤ Zur Sicherung der Osseointegration wurden die Implantate in den Anfängen der Implantologie erst in den nach Zahnextraktion ausgeheilten Kiefer inseriert und im Unterkiefer frühestens nach 3 – 4 und im Oberkiefer nach 6 Monaten freigelegt und dann prothetisch belastet.

➤ Die extraktionszeitnahe Implantation hat sich bei Beachtung einiger Grundregeln der zahnärztlichen Chirurgie und Implantologie bewährt. Die Dauer nach Implantatinsertion bis zur Implantatbelastung lässt sich bei Beachtung bestimmter Kautelen verringern, sodass heute außer bei der wissenschaftlich anerkannten Indikation im anterioren zahnlosen Unterkiefer auch bei vielen anderen Indikationen eine Sofortbelastung möglich ist.

## Ziel

Durch die Wahl von geeigneten Materialien, Operations- und Behandlungstechniken soll die Zeit der Zahnlosigkeit so kurz wie möglich gehalten werden.

## Definition

➤ **Sofortimplantat:**
Die Implantation erfolgt in der gleichen Sitzung oder innerhalb 1 Woche nach Zahnextraktion. Dabei ist auf Entzündungsfreiheit und eine intakte knöcherne Alveole zu achten.

➤ **Verzögerte Sofortimplantation:**
Die Implantation erfolgt nach der 2. Woche bis zum 9. Monat nach Zahnextraktion. Optimal ist der Zeitraum nach Abheilen der Weichgewebewunde der Extraktionsalveole, damit das Implantat sicher mit einem Mukoperiostlappen gedeckt werden kann.

➤ **Spätimplantation:**
Die Implantation erfolgt frühestens 9 Monaten nach Zahnverlust – die Alveole ist vollständig knöchern regeneriert. In der Regel ist der Kiefer in der Zwischenzeit weitreichend atrophiert.

➤ **Sofortversorgung:**
Unterschiedliche Implantatkonzepte ermöglichen für verschiedene Indikationen eine Sofortversorgung der Implantate direkt im Anschluss oder wenige Tage nach der Insertion. Das Vorgehen ist bisher für die Indikation des zahnlosen Unterkiefers wissenschaftlich am besten abgesichert.

➤ **Verzögerte Belastung:**
– Zur Erlangung der Osseointegration muss eine relative Ruhe des Implantats gegeben sein. Bei klassischen Implantationstechniken werden dafür je nach Anwendungsprotokoll 3 – 6 Monate angeben.
– Moderne Oberflächentechnologien ermöglichen eine Reduzierung dieser Einheilzeiten auf 6 – 8 Wochen.

➤ **Ansteigende Belastung** (progressive loading):
Bei ungünstiger Knochenqualität, z. B. bei Spätimplantation, Zustand nach Augmentationstechniken, wird eine ansteigende Belastung empfohlen. Hierzu werden die Implantate nach einer belastungsfreien Einheilphase von 3 – 4 Monaten zuerst mit einem Langzeitprovisorium aus Kunststoff versorgt.

## Relevanz der Sofortbelastung

Die Sofortbelastung enossaler Implantate ist heute nur für die Indikation des zahnlosen Unterkiefers wissenschaftlich abgesichert. Für die weiteren Indikationen bestimmen vor allem die Art der Belastung und die Rahmenbedingungen bei der Implantation die Erfolgswahrscheinlichkeit.

## Rahmenbedingungen für die Sofortbelastung

➤ Hohe Primärstabilität
➤ Mindestens 4 Implantate im anterioren zahnlosen Unterkiefer
➤ Mindestlänge der Implantate 10 mm
➤ Implantatverteilung trapezförmig
➤ kortikale oder optimalerweise bikortikale Abstützung
➤ ablativ hergestellte mikrostrukturierte Oberfläche
➤ einfaches chirurgisches Vorgehen mit selbstschneidenden Implantaten
➤ hohe Primärstabilität bei der Insertion (Drehmoment > 35 Ncm)
➤ präfabrizierte Prothetikbauteile für zeitnahe Herstellung der Suprakonstruktion
➤ Ausschluss von Torsionskräften in den ersten 8 Wochen der prothetischen Belastung.

## Art der Belastung

➤ Kaufunktionelle Belastung aller temporären Implantate:
   – Spezielle durchmesserreduzierte Implantate werden ergänzend inseriert, um eine Belastung der Standardimplantate besonders bei augmentativen Techniken durch die prothetische Versorgung in der Einheilphase auszuschließen.
   – Indikation: Schutz des Augmentats und/oder der subgingivalen Implantate bei gedeckter Einheilung.
   – Erfahrung: Bisher gute klinische Ergebnisse für die Augmentationen bzw. die ohne Belastung einheilenden Implantate.
➤ Kaufunktionelle Belastung von allen definitiv inserierten Implantaten (Ledermann):
   – Mindestens 4 einteilige, transgingivale Implantate werden im anterioren Unterkiefer bei ausreichender Primärstabilität mittels eines Steges oder einer bedingt abnehmbaren Brücke versorgt.
   – Die Verblockung kann auch sekundär über präfabrizierte Doppelkronen erfolgen.
   – Indikation:
      • zahnloser Unterkiefer mit guter Knochenqualität und -quantität
      • zahnloser Oberkiefer mit mindestens 6 Implantaten.
   – Erfahrung: Multicenter-Studien zu verschiedenen Systemen sowie aktuelle Erfahrungsberichte zeigen eine mit den Standardverfahren vergleichbare Erfolgswahrscheinlichkeit für die Insertion von mindestens 4 Implantaten im anterioren Unterkiefer.
➤ Kaufunktionelle Belastung strategischer Implantate:
   – Multiple Implantate werden für die Versorgung des zahnlosen Kiefers inseriert, davon werden 3 – 4 Implantate mit besonders guter Primärstabilität für die Aufnahme eines Provisoriums versorgt.
   – Indikation: Notwendigkeit der frühzeitigen Rekonstruktion bzw. Schutz von nicht ausreichend primärstabil inserierten Implantaten.
   – Erfahrung: Die wissenschaftliche Absicherung beruht auf der Übertragung des Ledermann-Konzepts. Bei Insertion von weniger als 4 Implantaten wird von einem Teil der Autoren ein höheres Risiko angegeben.

➤ Kaufunktionelle Belastung von allen Implantaten im teilbezahnten Kiefer:
  – Durch die Kaufunktion lässt sich die Belastung nicht sicher einstellen. Dazu ist es notwendig, dass die obigen Parameter der Sofortbelastung erfüllt sind.
  – Indikation:
    • teilbezahnter Kiefer, große Schaltlücke mit dem Patientenwunsch nach festsitzendem Ersatz
    • teilbezahnter Kiefer, große Schaltlücke mit Schwierigkeiten bei der Bisshebung.
  – Erfahrungen: Bisher haben verschiedene Autoren multiple Fallpräsentationen publiziert, positive Langzeiterfahrungen besonders für Rekonstruktionen mit einer hohen Implantatanzahl pro Versorgung.

➤ Nichtfunktionelle Belastung bei provisorischer Suprastruktur:
  – Die provisorische Suprastruktur wird so gestaltet, dass keine funktionelle Belastung auftritt. Dazu wird in der Regel lediglich eine vestibuläre Schale am Implantataufbau fixiert.
  – Indikation: rein kosmetisch.
  – Erfahrung: Die zahlreichen Erfahrungsberichte zeigen für die nichtfunktionelle Belastung gute Ergebnisse bei Einzelzahnversorgungen, bei denen die okklusale Belastung durch die Nachbarbezahnung sicher ausgeschlossen werden kann.

## Allgemeines

➤ In der Hauptsache ist der Erfolg einer implantologischen Praxis von folgenden Parametern abhängig:
  - kontinuierliche und strukturierte Fort- und Weiterbildung des Ärzte-/Zahnärzteteams, des zahntechnischen Teams und des Praxispersonals
  - Auswahl bewährter und gut dokumentierter Hardware (Implantatsystem)
  - Etablierung eines funktionierenden Recallsystems.
➤ Die implantologische Tätigkeit als invasive Behandlungsalternative wird vom Medizinprodukte-Gesetz (MPG) und der Medizinprodukte-Bertreiberverordnung (MPBetreibV) ganz entscheidend beeinflusst.
➤ Bauliche Besonderheiten (z. B. OP) sind zur Durchführung von Implantationen nicht notwendig.
➤ Die baulichen Besonderheiten bezüglich der Instrumentenaufbereitung sind durch das MPG vorgeschrieben (s. u.).

## Gesetzliche Grundlagen – Medizinproduktegesetz

➤ Grundlage ist das Gesetz über Medizinprodukte (Medizinprodukte Gesetz, MPG) und die Verordnung über das Errichten, Betreiben und Anwenden von Medizinprodukten (Medizinprodukte-Betreiberverordnung, MPBetreibV) vom 07. August 2002 bzw. Änderung vom 25. November 2003.
➤ Aufbereitung von bestimmungsgemäß keimarm oder steril zur Anwendung kommenden Medizinprodukten ist unter Berücksichtigung der Angaben des Herstellers mit geeigneten *validierten Verfahren* so durchzuführen, dass der Erfolg dieser Verfahren *nachvollziehbar* gewährleistet ist und die Sicherheit und Gesundheit von Patienten, Anwendern und Dritten nicht gefährdet wird.
➤ Empfehlungen über ordnungsgemäße Aufbereitung von der Kommission für Krankenhaushygiene und Infektionsprävention am Robert Koch Institut und des Bundesinstitutes für Arzneimittel und Medizinprodukte (§ 4,2).
➤ Geforderte Voraussetzungen an das Personal (§ 4,3):
  - Sachkenntnisse bei der Instandhaltung von Medizinprodukten auf Grund von Ausbildung, praktischer Tätigkeit, Erfahrung
  - Räumlichkeiten, die die Beschaffenheit, Größe, Ausstattung und Einrichtung sowie die erforderlichen Geräte und sonstigen Arbeitsmittel aufweisen, um die Instandhaltung nach Art und Umfang ordnungsgemäß und *nachvollziehbar* zu gewährleisten.
➤ Bestimmung eines Sicherheitsbeauftragten für Medizinprodukte in der Praxis (in der Regel Praxisinhaber oder approbierter Mitarbeiter)
➤ verbindlicher Hygieneplan: wer, was, wann, womit
➤ Führung eines Medizinproduktebuches
➤ Führung eines Bestandsverzeichnisses aller aktiven nichtimplantierbaren Medizinprodukte (Gerätebuch) mit folgenden Angaben:
  - Bezeichnung, Art, Typ, Seriennummer, Anschaffungsjahr
  - Name und Adresse der Herstellerfirma
  - zur CE-Kennzeichnung hinzugefügte Kennnummer der „benannten Stelle"
  - betriebliche Identifikationsnummer, soweit vorhanden
  - Standort und betriebliche Zuordnung
  - vom Hersteller oder Betreiber festgelegte Frist zur sicherheitstechnischen Kontrolle.
➤ Die strengen Vorschriften gelten nicht für steril angelieferte Einmalartikel, sondern nur für die Aufbereitung von Medizinprodukte-Mehrwegartikeln.

➤ Soweit wie möglich sollten steril angelieferte Einwegartikel bevorzugt werden:
   – Saugeransätze, Absaugkanülen
   – Fräsen (z.B. Einweg-Implantatfräsen)
   – Schlauchgarnituren für die Kühlflüssigkeitszufuhr
   – Knochenfilter
   – Abdecktücher
   – Kittel, Mundschutz, Kopfhauben
   – Handschuhe
   – Skalpell
   – Nahtmaterial.
➤ Verstöße gegen das Gesetz werden mit Geldbußen oder Freiheitsstrafe bis zu 3 Jahren geahndet. Die überwachenden Stellen haben weit reichende Befugnisse und können den Praxisbetrieb stilllegen.

### Umsetzung in der Praxis bei implantologischen Eingriffen

➤ Alle Geräte, die speziell für implantologische Eingriffe benötigt werden, sind mit den Gebrauchsanweisungen und den notwendigen Angaben ins Bestandsverzeichnis (Gerätebuch) aufzunehmen:
   – chirurgische Bohrmaschine
   – Piezo-Chirurgiegerät
   – Lasereinheit
   – separate Sauganlage
   – Sterilisatoren
   – Periotest-Gerät.
➤ Instrumentarium, das nicht als Einwegmaterial zur Verfügung steht, muss nach striktem Hygieneplan aufbereitet werden.
➤ Hierfür muss ein geeigneter Raum vorhanden sein, in dem kein Sterilgut gelagert werden darf.
➤ Mehrweginstrumente werden entsprechend ihrer Risikobewertung in verschiedene **Risikoklassen** eingestuft (Hygieneleitfaden des Deutschen Arbeitskreises für Hygiene in der Zahnarztpraxis, DAHZ):
   – **Klasse 1, unkritisch:** Medizinprodukte/Instrumente, die mit intakter Haut in Berührung kommen
   – **Klasse 2, semikritisch A:** Medizinprodukte/Instrumente, die mit Schleimhaut oder krankhaft veränderter Haut in Berührung kommen, ohne besondere Anforderungen an die Aufbereitung
   – **Klasse 3, semikritisch B:** Medizinprodukte/Instrumente, die mit Schleimhaut oder krankhaft veränderter Haut in Berührung kommen, mit besonderen Anforderungen an die Aufbereitung
     **a** Übertragungsinstrumente für allgemeine, restaurative oder kieferorthopädische Behandlung
     **b** Übertragungsinstrumente für chirurgische, parodontologische Behandlung
     **c** Zusatzgeräte mit Austritt von Flüssigkeiten und/oder Luft oder Partikeln
   – **Klasse 4, kritisch A:** Medizinprodukte zur Anwendung von Blut, Blutprodukten und anderen sterilen Arzneimitteln, die Haut oder Schleimhaut durchdringen und dabei in Kontakt mit Blut, inneren Geweben oder Organen kommen, einschließlich Wunden, ohne besondere Anforderungen an die Aufbereitung (Instrumente und Hilfsmittel für chirurgische, parodontologische oder endodontische (invasive) Maßnahmen)
   – **Klasse 5, kritisch B:** wie A, mit erhöhten Anforderungen an die Aufbereitung (Hohlkörper, chirurgische Winkelstücke, Trepanfräsen, innen gekühlte Implantatbohrer,...)

– **Klasse 6, kritisch C:** wie A, mit besonders hohen Anforderungen an die Aufbereitung (Produkte sind nicht thermisch sterilisierbar und müssen einem anderen geeigneten, validierten Sterilisationsvorgang unterzogen werden (z. B. Endoskope).

➤ Unkritische und semikritische Medizinprodukte müssen nach MPG und DAHZ allein gereinigt und desinfiziert werden.

➤ Validiertes Verfahren ist hierfür der Thermodesinfektor. Problematisch ist hierbei aber die Überprüfung und Gewährleistung eines jeden Spülgangs. Deshalb empfiehlt sich auch bei diesen Instrumenten die validierte Sterilisation.

➤ Problematisch sind besonders Instrumente, die Hohlkörper aufweisen (z. B. Spül- und Absaugkanülen, innen gekühlte Implantatbohrer, Trepanfräsen u. a.); diese Instrumente fallen unter „kritisch A" und „kritisch B" und erfordern besondere Maßnahmen:

– Nachweis der erfolgreichen Sterilisation des eingeschweißten Sterilisationsgutes mittels geeigneten Indikatorpapiers

– Nachweis der erfolgreichen Sterilisation über Ausdrucke des Sterilisationsgerätes, welche die physikalischen Daten des Sterilisationsvorganges dokumentieren (externer Datendrucker oder moderne Geräte der Klasse B mit integriertem Drucker); Ausdrucke müssen archiviert werden.

– Nachweis über die biologisch erfolgreiche Sterilisation über ein Chargenkontrollsystem mit Prüfkörper, Helix und Indikatorstreifen (z. B. MELAcontrol).

– Dokumentation mit Hilfe von Tagesprotokollen und Barcode-System, damit sich jedes Sterilgut (OP-Sets, Winkelstücke etc.) reproduzierbar einer bestimmten Charge zuordnen lässt. Die Kodierung muss folgende Informationen enthalten:
  • Sterilisationsdatum
  • Verfallsdatum
  • Chargenladung
  • Freigabe durch die Sterilisationsassistentin.

– Bei Einsatz des Sterilgutes am Patienten wird die Kodenummer in der Patientenkartei dokumentiert.

➤ Hierdurch ist der lückenlose Nachweis über die fachgerechte Aufbereitung von Medizinprodukten (Instrumenten) in der Praxis möglich.

➤ Der hohe materialtechnische und personelle Aufwand in der zahnärztlichen Praxis ist hinsichtlich der Infektionsproblematik gerechtfertigt.

– Aus juristischer Sicht sind die Betreiber einer ärztlichen/zahnärztlichen Praxis mit der „Umkehr der Beweislast" konfrontiert – behauptet ein Patient, sich in einer bestimmten Praxis infiziert zu haben, so muss der Betreiber nachweisen, dass die Infektion nicht in seiner Praxis erfolgen konnte. Die lückenlose reproduzierbare Dokumentation aller benutzten invasiven Instrumente, die bei einem Patienten eingesetzt wurden, ist deshalb notwendig. Folglich muss nicht nur die Aufbereitung dokumentiert werden, sondern auch der Einsatz eines gewissen Instrumentariums dem entsprechenden Patienten zugeordnet werden können.

– Zur Vereinfachung in der Praxis sollten eindeutig gekennzeichnete Behandlungs-, Operations-, und Implantationstrays eingeführt werden.

– Bei Einzelinstrumenten muss jedes als „kritisch A – C" eingestufte Instrument (innen gekühlte Implantatfräsen, Hohlfräsen, Trepanfräsen u.Ä.) dokumentiert werden.

## Entwicklung

➤ Bis zur ersten Indikationsklasseneinteilung durch Brinkmann 1973 und deren Modifikation 1976 gab es für die zahnärztliche Implantologie keine wissenschaftlich fundierte Anwendungsorientierung.

➤ Mitte der 1970er-Jahre begann hierfür die systematische Erarbeitung der wissenschaftlichen Grundlagen.

➤ Ergebnis der intensiven Grundlagenforschung war 1982 die wissenschaftliche Anerkennung durch die Deutsche Gesellschaft für Zahn-, Mund- und Kieferheilkunde (DGZMK); sie dokumentierte sowohl die medizinische Notwendigkeit als auch den Vorzug dieser Behandlungsmethode in bestimmten Behandlungssituationen gegenüber der klassischen prothetischen Versorgung.

➤ Mit der Anerkennung des therapeutischen Verfahrens wurden zahlreiche Kontraindikationen ausgesprochen, die heute entweder als relative oder zeitlich limitierte Kontraindikation eingestuft werden bzw. inzwischen weggefallen sind;

➤ Neben absoluten Kontraindikationen wird heute vielmehr über eine individuelle Risikoabstufung (sog. Indikationsgrenzen) diskutiert.

## Indikation zur dentalen Implantation

➤ Indikation zur zahnärztlichen Implantation bedingt stets eine *prothetische* Behandlungsnotwendigkeit.

➤ Indikationsstellung nur nach diagnostischer Evaluation:
 – Anamnese (allgemein, speziell)
 – Weich- und Hartgewebebefund
 – Dental- und Parodontalstatus
 – Funktionsstatus
 – Modellanalyse
 – radiologische Diagnostik.

➤ Indikationsstellung richtet sich nach:
 – diagnostischer Feststellung des vorherrschenden Teilzahnsystems
 – Behandlungsnotwendigkeit
 – Analyse des Zahnverlusts (Karies, Parodontopathie, Trauma, Tumor)
 – Prognose des Implantaterfolgs in Abhängigkeit von der Ursache des Zahnverlusts
 – prognostischer Einschätzung der Restzähne und deren prothetischer Wertigkeit zusammen mit der Implantatprognose
 – Entwicklung eines therapeutischen Gesamtkonzepts.

➤ Behandlungsnotwendigkeit ergibt sich (nach H.L. Graf) aus:
 – therapeutischer Indikation: Schwere der durch den Zahnverlust eingetretenen Veränderungen im orofazialen Organ
 – prophylaktischer Indikation: Schwere der durch den Zahnverlust zu erwartenden Veränderungen im orofazialen Organ.

➤ Ausrichtung des prothetischen Gesamtkonzepts auf:
 – Wiederherstellung verloren gegangener orofazialer Strukturen, Funktion und Ästhetik
 – Schutz vor zukünftiger Schädigung des orofazialen Systems
 – Erhaltung verbliebener orofazialer Gewebestrukturen (Zahnhartsubstanz, Knochen- und Weichgewebe)
 – dauerhafte Funktionstüchtigkeit des prothetischen Konzepts
 – Möglichkeit einer Erweiterungsoption der prothetischen Lösung.

➤ Ziele dentaler Implantation:
 – primär:
  • Schonung vorhandener Zahnhartsubstanz
  • Ermöglichung festsitzenden Zahnersatzes
  • Stabilisierung und Sicherung von abnehmbaren Zahnersatz
 – sekundär: Substanzerhaltung von Knochen und Weichgewebe.

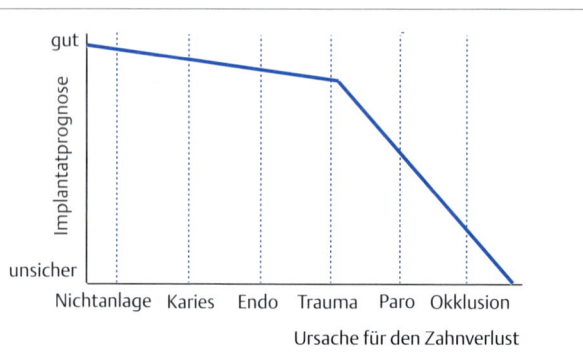

Abb. 3.**1** Implantatprognose in Abhängigkeit von der Ursache des Zahnverlusts.

## Indikationsklassenbeschreibung nach Brinkmann (1976)

➤ **Klasse I** – Einzelzahnersatz:
  – vorwiegend im Oberkiefer-Frontzahnbereich
  – geschlossene Zahnreihe
  – Kariesresistenz
➤ **Klasse II** – Freiendsituation:
  – verkürzte Zahnreihe, vorwiegend im Unterkiefer
  – unilateral
  – bilateral
➤ **Klasse III** – Pfeilervermehrung:
  – im stark reduzierten Restgebiss
  – Brücken mit großen Spannweiten
➤ **Klasse IV** – totaler Zahnverlust:
  – vorwiegend im Unterkiefer.

Wissenschaftliche Anerkennung dieser Indikationsbeschreibung im Jahre 1982 durch die DGZMK.
Fortschritte in der zahnärztlichen Implantologie seit 1982 führten zur Feststellung im Deutschen Konsensuspapier 1991, dass für den Oberkiefer bei kritischer Abwägung die gleichen Indikationen gelten.

## Indikationseinteilung in der zahnärztlichen Implantologie (BDIZ 1997)

Neubeschreibung der Indikationsklassen durch den Bundesverband der niedergelassenen implantologisch tätigen Zahnärzte in Deutschland e. V. (BDIZ) in Übereinkunft mit Vertretern des Berufsverbandes der Oral- und Kieferchirurgen, zusammen mit den wissenschaftlichen Gesellschaften DGI und DGZI am 29.01.1997:
➤ **Klasse I – Einzelzahnimplantat:**
  – Bezieht sich nicht nur auf ein einzelnes Implantat bzw. eine Zahnlücke.
  – Mehrere nebeneinander liegende Zahnlücken können durch Einzelzahnimplantate versorgt werden.
  – Bei Fehlen von 1 – 4 Zähnen im Oberkiefer-Frontzahnbereich ist der Ersatz durch Einzelzahnimplantate indiziert bei:
    • kariesfreien, Lücken begrenzenden Zähnen
    • intaktem Alveolarfortsatz.
  – Bei bis zu 4 fehlenden Zähne im Unterkiefer-Frontzahnbereich ist der Einsatz von 2 Implantaten indiziert (anatomische Platzverhältnisse im Unterkiefer-Frontzahnbereich).
➤ **Klasse II – reduzierter Restzahnbestand:**
  – **IIa** – *Freiendsituation*
    • Zähne 7 und 8 fehlen: keine Indikation für Implantation
    • Zähne 6 – 8 fehlen: 1 – 2 Implantate
    • Zähne 5 – 8 fehlen: 2 – 3 Implantate
    • Zähne 4 – 8 fehlen: 3 Implantate
    • Bezahnung des Gegenkiefers ist stets zu berücksichtigen
    • Ein Implantat sollte nicht mit einer Spannweite von mehr als einer Prämolarenbreite belastet werden.
  – **IIb** – *Schaltlücke:*
    festsitzende Versorgung großer Schaltlücken mit 1 – 2 Implantaten an statisch notwendigen Positionen.

- **IIc** – *stark reduzierter Restzahnbestand*
  - festsitzende Versorgung Oberkiefer: 8 Pfeiler notwendig
  - festsitzende Versorgung Unterkiefer: 6 Pfeiler notwendig
  - herausnehmbare Versorgung Oberkiefer: 6 Pfeiler notwendig
  - herausnehmbare Versorgung Unterkiefer: 4 Pfeiler notwendig
  - Pfeiler entspricht Implantat oder Zahn
  - Zahl und prothetische Wertigkeit vorhandener Zähne reduziert die Implantatanzahl
  - Eine statisch günstige Verteilung des Restzahnbestands verringert die Anzahl notwendiger Implantate, wohingegen eine ungünstige Verteilung deren Zahl erhöhen kann.
  - Die definitive Implantatanzahl richtet sich stets nach der jeweiligen Situation und Position des natürlichen Restzahnbestands. Die Entscheidung obliegt dem behandelnden Arzt in Absprache mit seinem Patienten!

➤ **Klasse III – zahnloser Kiefer**
  - Verankerung von herausnehmbaren Zahnersatz:
    - Oberkiefer – 6 Implantate
    - Unterkiefer – 4 Implantate
  - Verankerung von festsitzendem Zahnersatz:
    - Oberkiefer – 8 Implantate
    - Unterkiefer – 6 Implantate
  - In jedem Fall ist aus statischen Gründen eine ausgewogene Verteilung der Implantatpfeiler anzustreben;

Außer in den aufgeführten Indikationsklassen können Implantate in der **Defektversorgung** eingesetzt werden:
➤ *intraoral* bei:
  - unfallbedingten Defekten
  - tumorbedingten Defekten
  - kongenitalen Defekten.
➤ *extraoral*: zur Verankerung für Epithesen.

Die **Entscheidungsgrundlage** für die Implantatanzahl bilden viele Faktoren, die bei jeder Planung zu berücksichtigen sind:
➤ Implantatposition, Knochenquantität und -qualität, Physiognomie und Anatomie, Gegenbezahnung und prothetische Konzeption sowie die daraus resultierende mögliche bzw. notwendige *funktionelle Osseointegrationsfläche*.
➤ Die angegebenen notwendigen Implantatzahlen stellen nur Entscheidungshilfen dar. Die alleinige Reduktion auf eine festgelegte Implantatregelanzahl ist für eine implantatprothetische Planung in vielen Fällen nicht ausreichend.
➤ Die im Einzelfall notwendige Implantatanzahl ist das Ergebnis einer entsprechend diagnostikbasierenden, ausführlichen präimplantologischen Behandlungsplanung, die vom behandelnden Ärzteteam in Absprache mit dem Patienten gestellt wird.

## Prothetisch determinierte Indikationsklasseneinteilung

➤ **Klasse A – Einzelzahnersatz**
  - Verlust einer Zahneinheit im Front- oder Seitenzahnbereich
    - kariesfreie Nachbarzähne
    - fehlende Überkronungswürdigkeit der Nachbarzähne
    - Diastemasituation

**Tabelle 3.1**   Regelversorgung in der zahnärztlichen Implantologie

| Klasse | | Beschreibung |
|---|---|---|
| I | Einzelzahnersatz | • bis 4 Zähne der OK-Front fehlen (klinisch intakte Nachbarzähne sowie erhaltener Alveolarfortsatz): 1 Implantat je fehlendem Zahn<br>• bis 4 Zähne der UK-Front fehlen (klinisch intakte Nachbarzähne sowie erhaltener Alveolarfortsatz): 2 Implantate |
| II | reduzierter Rest-zahnbestand | Bei der implantologischen Versorgung des reduzierten Restgebisses ist die Bezahnung des Gegenkiefers in der Planung zu berücksichtigen. Darüber hinaus gelten die Regeln der konventionellen Prothetik. |
| IIa | Freiendsituation | fehlende Zähne:<br>7 u. 8: keine Indikation zur Implantation *<br>6, 7, 8: 1 – 2 Implantate<br>5, 6, 7, 8: 2 – 3 Implantate<br>4, 5, 6, 7, 8: 3 Implantate<br>* fehlender Zahn 7 sollte bei Gegenbezahnung abgestützt werden; Ersatz von Zahn 8 ist nur in seltenen Fällen indiziert |
| IIb | Schaltlücke | Versorgung einer großen Schaltlücke durch festsitzenden Zahnersatz:<br>1 – 2 Implantate an statisch notwendigen Positionen; (Implantatanzahl hängt schließlich vom Umfang des Zahnverlusts und der statisch günstigen Positionierungsmöglichkeit von Implantaten ab) |
| IIc | stark reduzierter Restzahnbestand | Die Zahl der vorhandenen erhaltungswürdigen Zähne reduziert die Anzahl der benötigten Implantate:<br>• Die Verankerung eines festsitzenden Zahnersatzes erfordert im OK 8 Pfeiler, im UK 6 Pfeiler, z. B.:<br>  – bei 2 erhaltungswürdigen Zähnen im OK 6 Implantate<br>  – bei 2 erhaltungswürdigen Zähnen im UK 4 Implantate (sofern die Restzähne in statisch günstigen Positionen stehen)<br>• Die Verankerung eines abnehmbaren Zahnersatzes erfordert im OK 6 Pfeiler, im UK 4 Pfeiler, z. B.:<br>  – bei 2 erhaltungswürdigen Zähnen im OK 4 Implantate<br>  – bei 2 erhaltungswürdigen Zähnen im UK 2 Implantate (sofern die Restzähne in statisch günstigen Positionen stehen) |
| III | zahnloser Kiefer | Die Verankerung eines **festsitzenden** Zahnersatzes erfordert:<br>• im zahnlosen OK 8 Implantate<br>• im zahnlosen UK 6 Implantate<br>Die Verankerung eines **abnehmbaren** Zahnersatzes erfordert * *:<br>• im zahnlosen OK 6 Implantate<br>• im zahnlosen UK 4 Implantate<br>* * Zur Lagefixierung funktionstüchtiger Prothesen mittels Retentionselementen (Ball-Attachment, Magnet-Attachment, Steggelenk) sind bei entsprechender Pfeilerverteilung 2 Implantate als implantologische Minimallösung ausreichend |

**3 Indikation und Kontraindikation in der Implantologie**

➤ **Klasse B – Freiendsituation**
- *B/I* – unilaterales Freiende
  - rein implantatgetragene Versorgung (Einzelzahn-, Brückenversorgung)
  - implantat-/zahngetragene Versorgung (Brückenversorgung)
- *B/II* – bilaterales Freiende
  - rein implantatgetragene Versorgung (Einzelzahn-, Brückenversorgung)
  - implantat-/zahngetragene Versorgung (Brückenversorgung)

➤ **Klasse C – Schaltlücke**
- Verlust von 2 und mehr hintereinander liegenden Zahneinheiten
  - rein implantatgetragene Versorgung (Einzelzahn-, Brückenversorgung)
  - implantat-/zahngetragene Versorgung (Brückenversorgung)

➤ **Klasse D – stark reduziertes Restgebiss**
- lückiges, stark reduziertes Restgebiss
  - rein implantatgetragene Versorgung (Einzelzahn-, Brückenversorgung)
  - implantat-/zahngetragene Versorgung (Brückenversorgung)
  - gemischte herausnehmbare Versorgung (teleskopierende Hybridprothese)

➤ **Klasse E – Zahnloser Kiefer**
- *E/I* – Oberkiefer
  - festsitzender Zahnersatz, mindestens 8 Implantate
  - herausnehmbarer Zahnersatz, mindestens 6 Implantate
  - Prothesenfixierung mittels Retentionselementen (Ball- oder Magnetattachments), 2 Implantate als implantologische Minimallösung
- *E/II* – Unterkiefer
  - Prothesenfixierung mittels Retentionselementen (Ball- oder Magnetattachmens, Steggelenk, Resilienzteleskope), 2 Implantate als implantologische Minimallösung

➤ **Klasse F – Defektversorgung**
- *F/I* – intraorale Defektversorgung
  - festsitzend
  - herausnehmbar
- *F/II* – extraorale Defektversorgung, Epithetik
  - in der Regel abnehmbar über Stege oder Magnetattachments.

## Allgemein

➤ Im Gegensatz zu konventionellem Zahnersatz ist zur Eingliederung von Implantaten ein chirurgischer Eingriff notwendig.
➤ Die Kontraindikation zur Implantation ergibt sich aus der Verantwortbarkeit des chirurgischen Eingriffs in Anbetracht des allgemeinmedizinischen Zustands.

## Einteilung allgemeinmedizinischer Kontraindikationen nach Feher/Schärer

➤ Generelle oder temporäre Kontraindikationen:
  – Systemerkrankungen des Knochens:
    • Marmorknochenkrankheit
    • Morbus Paget
    • Osteogenesis imperfecta u. a.
  – hämatologische Erkrankungen:
    • Leukopenie
    • Polyzythämie
  – Zustand kurz vor oder nach Radiatio im Kopf-Hals-Bereich
  – pathologische Befunde im Kieferknochen
  – pathologische Mundschleimhaut-Veränderungen
  – Gravidität
  – nicht abgeschlossenes kraniales Knochenwachstum mit unvollständigem Zahndurchbruch
  – psychologischer Problempatient
  – Alkohol- und Drogenabusus
  – schlechte Mundhygiene
  – sanierungswürdiges Zahnsystem.
➤ Erhöhtes Risiko für die erfolgreiche Osseointegration und Langzeitprognose bei:
  – Osteoporose im Kieferbereich
  – Wundheilungsstörungen durch hämatologische oder immunologische Erkrankungen
  – Diabetes mellitus (glykosyliertes Hämoglobin HbA1 c $> 8\%$)
  – Nikotinabusus
  – parafunktionelle Störungen
    • Knirschen
    • Pressen.
➤ Notwendiges hausärztliches bzw. internistisches Konsil bei:
  – Herzinsuffizienz
  – Endokarditis
  – innersekretorischen Erkrankungen
    • Diabetes mellitus
    • Thyreotoxikose
  – Dauermedikation
    • Antikoagulanzien
    • Antidepressiva
    • Immunsuppressiva.
➤ Stationäre Behandlung unter internistischer Kontrolle bei:
  – dekompensierter Herzinsuffizienz
  – Patienten mit Herzschrittmachern
  – hämorrhagischen Diathesen:
    • Hämophilien
    • Faktorenmangel

- Koagulopathien durch Leberfunktionsstörungen
- Koagulopathien durch Gerinnungshemmer (insbesondere Marcumar, ASS) bei umfangreicheren chirurgischen Eingriffen.

**Tabelle 3.2** Kontraindikationen aus allgemeinmedizinischer Sicht (überarbeitet nach Graf 1997)

| Problemkreise hinsichtlich der Verantwortbarkeit des operativen Eingriffs | Kausalgruppe | Zustände/Erkrankungen |
|---|---|---|
| Toleranz gegenüber dem chirurgischen Eingriff | Krankheiten/Zustände, die einen quod vitam nicht notwendigen Eingriff unverantwortbar erscheinen lassen | • Herzinsuffizienz NYHA III u. IV<br>• ASA IV bedingt auch ASA III, bei chronisch ischämischer Herzerkrankung<br>• Zustand nach Myokardinfarkt (temporär 6 Monate)<br>• nicht eingestellter Hypertonus |
| Wundheilung | Krankheiten/Zustände, die die Gerinnung oder Wundheilung beeinträchtigen | • Antikoagulanzientherapie<br>• ASS-Therapie (1 Woche Karenz)<br>• sonstige Gerinnungsstörungen<br>• Leberzirrhose (Vitamin K)<br>• Diabetes mellitus Typ I<br>• alle Erkrankungen des hämatopoetischen Systems (Leukosen, Agranulozytosen etc.)<br>• Kortikosteroidtherapie<br>• sonstige immunsuppressive Therapie<br>• aktuelle Zytostatikatherapie<br>• Radiatio und Zustand nach Radiatio<br>• Nikotinabusus |
| **Problemkreis am Implantat in situ** | | |
| Dauerstabilität der Pfeilerdurchtrittsstelle durch die Mukosa (Abwehr am Narbenring versus Plaquebelastung) | Zustände und/oder Erkrankungen, die die regelrechte Funktion der körpereigenen Abwehr in Frage stellen | • gestörte Immunabwehr (HIV)<br>• Urikopathie (Gicht)<br>• Kortikosteroidtherapie<br>• sonstige immunsuppressive Therapie<br>• alle Erkrankungen des hämatopoetischen Systems |
| Lasteinleitung in den Knochen (unphysiologische Einleitung von Lasten versus Knochenregeneration) | Zustände und/oder Erkrankungen, die die normale Reaktivität des Knochens einschränken | • Nierenerkrankungen<br>• Urikopathie<br>• Erkrankungen des rheumatischen Formenkreises (generalisierte Mesenchymerkrankung)<br>• Knochensystemerkrankung<br>• Stoffwechselerkrankungen (Morbus Recklinghausen – Parathormon)<br>• Dialysebehandlung<br>• Diuretikabehandlung (Calciumspiegel) |
| Materialwirkung gegen Körperabwehr | | • Allergien (bei Titan extrem selten) |

## Risikoabstufung aus allgemeinmedizinischer Sicht

➤ Neben einigen verbliebenen absoluten Kontraindikationen (z. B. juveniler Diabetes mellitus Typ I) wird immer mehr von einer Risikoabstufung gesprochen.

➤ Diese erfolgt fließend je nach Erfahrung und Umfeld des Behandlerteams (Kliniken, Spezialpraxen).

➤ Spezielle therapeutische Vorgehensweisen führen in besonderen Fällen zur Indikationsausweitung, ohne dadurch das Misserfolgsrisiko maßgeblich zu erhöhen:
hyperbare Sauerstoff-(HBO-)Therapie als prä- und postoperative Begleittherapie bei Zuständen vor oder nach Radiatio im Kiefer-Gesichts-Bereich oder bei implantatprothetischer Rehabilitation nach Tumoroperationen im Oropharynxbereich.

➤ Erkrankungen des rheumatischen Formenkreises stellen als solche *keine* Kontraindikation dar, solange sie nicht mit Immunsuppressiva behandelt werden; die prognostische Abschätzung des Krankheitsverlaufs ist jedoch erschwert bzw. oft kaum möglich.

➤ Einzelne Erkrankungen/Zustände treten in unterschiedlichen Schweregraden bzw. Stadien auf, sodass nicht immer ein definiertes Krankheitsbild vorliegt; innerhalb dieser Schweregrade kann ein geringes bis erhöhtes Risiko für den Misserfolg der implantologischen Therapie vorliegen bzw. die Grenze zur absoluten Kontraindikation bereits erreicht oder sogar überschritten sein:
– Osteoporose
– Nikotinabusus
– Autoimmunerkrankungen
– HIV-Infektion.

➤ In die Nutzen-Risikoabwägung bei einer vorliegenden Allgemeinerkrankung sollte je nach Schweregrad und Komplexität der Erkrankung ein internistisches Konsil mit einbezogen werden.

➤ Die umfassende präoperative Aufklärung des Patienten über Risiken und Folgen der Behandlung für den Allgemeinzustand gewinnt durch die zunehmende Risikoabstufung immer größere Bedeutung. Dies gilt dann im Besonderen, wenn durch die angewandte Therapie eine potenzielle allgemeinmedizinische Schädigung resultieren könnte.

➤ Neben der Komplexität der allgemeinmedizinischen Problematik eröffnet sich hieraus ein immer größer werdendes juristisches Spannungsfeld.

## Funktionelle Risiken

➤ Eine klinische Funktionsanalyse soll Aufschluss über den funktionellen Status des Patienten liefern:
  - Schlifffacetten
  - Abrasionsgrad
  - Schmelzsprünge
  - keilförmige Defekte
  - Zahnstellung
  - Parodontien
  - knöcherne Strukturen
  - statische Okklusion
  - dynamische Okklusion
  - Störkontakte
  - Parafunktionen
  - Habits
  - Bruxismus.

➤ Je nach Ausmaß des funktionellen Risikos müssen die implantatprothetischen Konzepte angepasst werden:
  – Erhöhung der Implantatanzahl
  – Anpassung von Anzahl, Dimension und Positionsverteilung der Implantatpfeiler an die biomechanischen Anforderungen
  – Verkürzung bzw. Vermeidung von Extensionen
  – Vermeidung festsitzender, zahn-/implantatgetragener Konstruktionen.

| Tabelle 3.3 | Bewertung funktioneller Risiken |
|---|---|
| **Risiko** | **Befund** |
| Ohne | • unauffälliger funktioneller Befund<br>• ausgewogene Okklusion |
| Mäßig | • hohe Kaukräfte (Physiognomie)<br>• kleine Schlifffacetten |
| Hoch | • große Schlifffacetten<br>• Bruxismus<br>• parafunktionelle Störungen<br>• Risse und Schmelzsprünge<br>• anamnestisch wiederkehrende Frakturen und/oder Abplatzungen von keramischen Verblendungen bei Zahnersatz, Veneers, Prothesenbrüche u.Ä.<br>• ausgeprägte Bissabsenkung<br>• Kreuzbisssituation<br>• Stützzonenverlust<br>• hoher interalveolärer Abstand (Verhältnis Implantatlänge/Aufbauhöhe)<br>• extraaxial einwirkende Kaukräfte (laterale Kontakte) |

### Management funktioneller Risiken

➤ Einstufung als Hochrisikopatient.
➤ Funktionelle Vorbehandlung:
  – Erhöhung der funktionellen Osseointegrationsfläche (Anzahl, Dimension und Position der Implantate)

– Anpassung der Implantathardware:
  • externe Hexverbindung biomechanisch ungünstig
  • Tube-in-Tube-Verbindung biomechanisch günstig.
– Verstärkung der Gerüstkonstruktion
– primäre Verblockung von Implantaten
– Verzicht auf verschraubte Konstruktionsprinzipien
– Vorzug für zementierbare Konstruktionen
– Verzicht auf gemischte Konstruktionsprinzipien (zahn-/implantatgetragene Konstruktionen)
– Anpassung des Okklusionskonzepts:
  • Reduktion der Okklusalflächenbreite (Prämolarisierung der Okklusion)
  • Okklusionskontakte in zentraler Fossa
  • geringe Höckerneigung
  • wenn immer möglich Führung durch natürliche Zähne bei Exkursionsbewegungen
– engmaschiges Recall
– protektive nächtliche Schienentherapie.

➤ Haben funktionelle Störungen bereits im natürlichen Zahnsystem zu erheblichen Schäden oder Zahnverlusten geführt, sollte eine implantatprothetische Rekonstruktion sehr kritisch abgewogen werden bzw. die prothetische Konstruktion sollte dem Grad der Störung angepasst werden; eine engmaschige Kontrolle muss gewährleistet sein.

➤ Eine **myogene Dysfunktion** kann durch Aufbissbehelfe (z. B. Okklusionsschiene) nicht auf Dauer behandelt werden; hier ist mit dauerhaft erhöhten Belastungen zu rechnen, die zur Schädigung der Suprastruktur oder zum Implantatverlust führen können. Die Indikation zur Implantation ist beim Vorliegen solcher Dysfunktionen mit Zurückhaltung zu stellen. Der Verzicht auf eine implantatprothetische Rehabilitation sollte in diesen Fällen erwogen werden.

## Ästhetische Risikofaktoren und deren Bewertung

Enossale Implantate werden immer mehr zur oralen Rehabilitation auch im sichtbaren Bereich des Oberkiefers eingesetzt. Diese empfindliche zentrale Zone des Gesichts birgt auf Grund verschiedener Faktoren ästhetische Risiken, die das Gelingen einer implantologischen Versorgung in erster Linie vom ästhetischen Gesichtspunkt her gefährden und scheitern lassen können.

Deshalb sind bei der klinischen Inspektion spezielle Befunde sorgfältig zu erheben. Die Punkte mit besonders hohem ästhetischen Risiko sind mit einem Stern * gekennzeichnet.

➤ **Gingivale Risikofaktoren:**
  – *Verlauf Lachlinie:*
    Der Verlauf der Lachlinie ist der 1. Untersuchungsparameter, der hinsichtlich der Ästhetik im Zuge der Befundaufnahme untersucht wird; ihm wird ein entscheidender Stellenwert zuteil:
    • Dental – günstige Voraussetzung.
    • * Gingival, „gum smile" – besondere Vorsicht und Aufklärung über ästhetisches Risiko sind notwendig; in extremen Fällen kann die konventionelle prothetische Versorgung ästhetische Vorteile bringen.
  – *Gingivaquantität:*
    • Dick (≥ 5 mm), fibrös – je dicker und fibröser das gingivale Gewebe, desto besser das ästhetische Ergebnis.
    • * Dünn (≤ 2 mm) – eine dünne, grazile Schleimhaut ist schwierig zu manipulieren und bietet nur wenig Möglichkeiten; u. U. muss in solchen Fällen die Situation durch plastische Weichteileingriffe verbessert werden; eine dünne Gewebedecke verbirgt

nicht immer die metallischen Anteile des Implantats, die dann zu einer störenden Grauverfärbung der Mukosa führen können; u.U. verbessern keramische Abutments das ästhetische Ergebnis erheblich.

– *Gingivaqualität:*
  - Keratinisiert und befestigt.
  - * Nichtkeratinisierte Mukosa – unbefestigte periimplantäre Mukosa führt insbesondere im sichtbaren Bereich zu ästhetischen Einbußen (s. Gingivafarbe).

– *Gingivafarbe:*
  - Hell, rosa – natürliche gingivale Farbgebung (ethnische Unterschiede).
  - * Dunkelrot – dunkelrote Mukosa im ästhetisch relevanten Bereich wirkt sich immer störend aus, da daraus der Aspekt einer gingivalen Entzündung resultiert; dies zeigt sich immer dann, wenn die Linea girlandiformis nach koronal verlegt wird oder keine keratinisierte Schleimhaut am peripilären Implantationsort vorliegt.

– *Papillen:*
  - Flach, kurz, dick – günstige Voraussetzung.
  - * Hoch, bogenförmig, dünn – schwierige Voraussetzung.

➤ **Dentale Risikofaktoren:**

– *Zahnform der natürlichen Nachbarzähne:*
  - Rechteckig – Je rechteckiger die Zahnform, desto leichter ist eine befriedigende dentale und gingivale Ästhetik zu erreichen; wenig Raum für die Papille bedingt eine einfachere Regeneration.
  - * Dreieckig – Dreieckige Zahnformen bedingen mehr Raum für die Papillenausdehnung und -regeneration; ein befriedigendes Ergebnis ist hier nur bei günstigen Weichgewebeverhältnissen und exakter Implantatpositionierung zu erzielen.

– *Form der approximalen Kontakte:*
  - Flächig – Wenig Raum für die Papille bedingt eine einfachere Regeneration.
  - * Punktförmig – Punktförmige Kontakte bedingen mehr Raum für die Papillenausdehnung und -regeneration.

– *Position der approximalen Kontakte:*
  - < 5 mm über dem Knochen – annähernd 100% Papillenausformung.
  - * > 5 mm über dem Knochen – Wahrscheinlichkeit für eine vollständige Papillenausformung sinkt dramatisch mit zunehmender Höhe.

➤ **\* Knochenbedingte Risikofaktoren:**

– *Knochendefekte:*
  - Resektionsdefekte im Oberkiefer-Frontzahnbereich (vestibulär)
  - vertikaler Knochenverlust durch fortgeschrittene Parodontalerkrankung
  - Zysten
  - Tumoren
  - Kieferspalten

– *vertikaler Knochenverlust:*
  - Traumatisch oder parodontal bedingt – aus solchem Vertikalverlust resultiert eine Knochenstufe zwischen Implantat und natürlichem Nachbarzahn; kommt die Implantatschulter 3 mm unterhalb der Schmelz-Zement-Grenze des Nachbarzahnes zu liegen, ist kein einheitlicher gingivaler Verlauf an den Zahnkronen zu erzielen.

– *Benachbart stehende Implantate* – ein Knochengrad zwischen benachbarten Implantaten ist nicht zu erzielen; die ossäre Unterstützung für eine Interdentalpapille fehlt; das ästhetische Ergebnis kann oftmals unbefriedigend sein.

– *Approximale Knochensepten* – fehlen approximale Knochensepten, ist u.U. eine natürliche Ausformung der Interdentalpapille nicht gegeben.

➤ Knochendefizite am vorgesehen Implantationsort dürfen heute nicht mehr dazu führen, dass diesem Problem mit Kompromisslösungen operativer Art (Ausrichtung nach vorhandenem, ortsständigen Knochenlager u.ä.) oder prothetischer Art („ridge lap", Mesostrukturen u.ä.) begegnet wird; die Techniken der *gesteuerten Knochenregeneration* (guided bone regeneration, GBR) sind ausgereift und dazu geeignet, um in solchen Fällen simultan oder präimplantologisch das Knochenlager mittels augmentativer Techniken entsprechend zu verbessern.

➤ **Patientenbedingte Risikofaktoren:**
   – * Ästhetische Ansprüche:
     • Je nach anatomischer Situation muss der Patient über die Schwierigkeiten und Grenzen der Behandlung sowie über den zeitlichen wie finanziellen Rahmen in besonderer Weise aufgeklärt werden.
     • * Unrealistische ästhetische Ansprüche des Patienten müssen immer Grund dafür sein, von einer implantatprothetischen Versorgung im sichtbaren Bereich Abstand zu nehmen.
   – Hygieneniveau:
     • hoch
     • * niedrig.
   – Provisorische Versorgung während der Einheilphase:
     • *Stabil, dental gelagert* – mittels einer stabil gelagerten provisorischen Versorgung kann die Weichgewebesituation schon während der Einheilphase unterstützend manipuliert werden; während der Einheilphase wird keinerlei Druck auf die inserierten Implantate ausgeübt.
     • *Implantatgetragen* – durch sog. Interimsimplantate kann gingival gelagerter Interimsersatz verhindert werden; während der Einheilphase wird keinerlei Druck auf die später prothetisch zu versorgenden Implantate ausgeübt.
     • * *Rein gingival gelagert* – es kann zu schädigender, unkontrollierter Krafteinwirkung auf die eingebrachten Implantate kommen (Knochen-, Implantatverlust); unkontrollierter Druck auf das Gingivagewebe kann zu dessen Atrophie führen und die spätere gingivale Situation verschlechtern.

### Anatomische Risikofaktoren und deren Bewertung

Anatomisch relevante Strukturen, die bei der Einbringung eines enossalen Implantats unbedingt zu schonen sind, müssen mit den Hilfsmitteln der bildgebenden Verfahren im Zuge der präimplantologischen Diagnostik sicher dargestellt werden; eine Verletzung relevanter Strukturen kann sonst zu lebenslanger Schädigung des Patienten führen.

➤ **Nervale Strukturen:**
   – N. alveolaris inferior:
     • 1 – 2 mm Sicherheitsabstand bei Implantationen im seitlichen Unterkiefer zum N. alveolaris inferior sind erforderlich.
     • Bei weniger als 3 mm Sicherheitsabstand werden in der Literatur weiterführende diagnostische Maßnahmen gefordert.
     • Eine Kontinuitätsunterbrechung des N. alveolaris inferior führt zur dauerhaften Schädigung mit Ausfall der Sensibilität im Ausbreitungsgebiet (komplette Anästhesie)!
     • Die dichte Annäherung an den Mandibularkanal oder dessen Eröffnung kann je nach mechanischer Schädigung (direkte Verletzung bzw. Kompression des Gefäß-Nerven-Bündels) zu reversiblen oder permanenten Störungen im Ausbreitungsgebiet führen (Parästhesie, Hypästhesie).
     • Bei kritischer Annäherung oder Eröffnung des Mandibularkanals muss das Implantat sofort postoperativ oder entsprechend der Klinik binnen weniger Tage zurückgedreht werden.

**3 Indikation und Kontraindikation in der Implantologie**

– *N. mentalis:*
  • Die im Orthopantomogramm nicht immer darstellbare anteriore Schleife des N. mentalis mit der möglichen ventralen, bogenförmigen Weiterführung des Gefäß-Nerven-Bündels an seinem Austritt in das Foramen mentale wird in der Literatur mit 3 – 5 mm Ausdehnung angegeben. Ein entsprechender Sicherheitsabstand der distalen Flanke eines Implantats zum Foramen mentale muss eingehalten werden, wenn intraoperativ eine Darstellung durch Sondierung/Austastung (stumpfe Knopfsonde) unterbleibt.
  • Läuft der Mandibularkanal über das Foramen mentale hinaus, so bilden diese Fasern den Plexus incisivus. Eine Alteration dieses Nervenbündels führt klinisch zu keiner sensiblen Alteration im Ausbreitungsgebiet des N. mentalis; eine sensible Alteration noch vorhandener Inzisiven ist hierbei möglich (Aufklärung des Patienten).
– *N. nasopalatinus:*
  • Eine Alteration des N. nasopalatinus kann zum Verlust der sensiblen Innervation der Schleimhaut im Ausbreitungsgebiet führen (mittleres anteriores Segment zwischen den beiden seitlichen Schneidezähnen); besonderer Aufklärungsbedarf besteht diesbezüglich bei bestimmten Berufsgruppen (Sänger, Köche, Sprecher u.Ä.).
  • Eine geringfügige Eröffnung des Canalis incisivus kann die bindegewebige Einscheidung des Implantats zur Folge haben.

➤ **Vertikale Dimension im Oberkiefer – Nasennebenhöhlen:**
– *Kieferhöhle:*
  • Die geringfügige Perforation des Kieferhöhlenbodens bei blanden Verhältnissen der Kieferhöhle (klinischer und röntgenologischer Ausschluss einer Sinusitis maxillaris) gilt als unproblematisch; vielmehr kann die kortikale Struktur des Kieferhöhlenbodens eine zusätzliche Stabilisierung des Implantats bringen (bikortikale Verankerung).
– *Nasenboden:*
  • Die Perforation der Nasenbodenschleimhaut sollte streng vermieden werden, da die mechanische Irritation zu andauernden schmerzhaften Zuständen führt.
  • Die bikortikale Verankerung im Nasenboden bei gleichzeitiger Anhebung und Schonung der Schleimhaut ist unproblematisch.

➤ **Vertikale Dimension im Unterkiefer:**
– *Linea myelohyoidea:*
  • Variable linguale Einziehung der Unterkieferspange unterhalb des Ansatzes der Mundbodenmuskulatur im Molarenbereich.
  • Die Panoramaschichtaufnahme täuscht hier oftmals ein zu hohes vertikales Knochenangebot vor; bei Perforation unterhalb der L. myelohyoidea muss die Implantationsrichtung bzw. die Länge des einzusetzenden Implantats geändert werden.
– *Interforaminaler Bereich:*
  • Indikationsgrenze zur Implantation beträgt 6 – 7 mm Mindestknochenhöhe
  • Auswahl entsprechender Implantatsysteme
  • Risiko der Unterkieferfraktur.

➤ **Orovestibuläre Restknochenbreite:**
– Systemabhängigkeit je nach minimalem Implantatdurchmesser.
– Die minimale periimplantäre Knochenstärke sollte 1,0 – 0,75 mm nicht unterschreiten.

➤ **Knochenqualität:**
Die Knochenqualität ist je nach Implantationsort sehr verschieden.
– Deskriptive *Einteilung von Lekholm und Zarb* (1985):
  • überwiegend kompakte Knochenstruktur
  • breite Kompakta und dichte Spongiosa
  • dünne Kortikalis und dichte Spongiosa
  • dünne Kortikalis und lockere Spongiosa.

- Einteilung der *Knochendichteklassen nach Misch* (1993) mit korrespondierenden Werten auf der CT-Dichteskala nach Hounsfield:
  - D1: 1900–700 HE
  - D2: 700–350 HE
  - D3: 350–150 HE
  - D4: 150–50 HE.
- Deskriptiv gibt Misch eine ähnliche Einteilung wie Lekholm/Zarb an:
  - D1 entspricht einer „überwiegend kompakten Knochenstruktur"
  - D4 einer „überwiegend lockeren Spongiosa".
- Die präoperative Einteilung der Knochenqualität lässt sich mit konventionellen radiologischen Methoden *nicht* mit ausreichender Sicherheit bestimmen.
- Die präoperative Untersuchung und Knochendichtemessung mittels CT-Diagnostik bleibt wegen der Strahlenbelastung umfangreicheren implantologischen Versorgungen vorbehalten und darf *nicht* als Standardmethode angesehen werden.
- *Tuber maxillae:*
  - Vorwiegende Knochenqualität nach Misch im Seitenzahn-/Tuberbereich ist D4 (dünne Kortikalis, lockere Spongiosa); um die Primärstabilität nach Insertion eines Implantats in diesem Bereich nicht zu gefährden, wird eine Anpassung des OP-Protokolls hinsichtlich lagerverbessernder Operationstechniken in diesem Bereich oftmals notwendig (s. „bone condensing", interne Sinusbodenelevation nach Summers).
- *Regio interforaminalis:*
  - Insbesondere bei fortgeschrittener Atrophie des Unterkiefers vorwiegend kortikale Knochenstrukturen (D1 nach Misch)
  - Anpassung des OP-Protokolls hinsichtlich äußerst schonender Lagerpräparation mit ausreichender Kühlung, Vermeidung selbstschneidender Implantatformen, Vorschneiden eines Gewindes bei Schraubenimplantaten.
- *Präexistente Knochenveränderungen:*
  - Zustand nach Radiatio:
    Gefahr der Osteoradionekrose; Implantation nur in spezialisierten Zentren mit unterstützender hyperbarer Sauerstofftherapie
  - akute und chronische entzündliche Veränderungen im Kieferbereich:
    absolute *Kontraindikation* einer Implantation!

## Parodontologische Risikofaktoren _____

➤ *Nicht ausreichende Mundhygiene:*
  - anamnestischer Ausschluss einer Mundhygieneunfähigkeit auf Grund:
    - fehlenden Willens zur optimalen Mundhygiene
    - fortgeschrittener Multimorbidität mit eingeschränktem Visus und/oder mangelnder manueller Geschicklichkeit
  - Grenzwert tolerierbarer „Mundverschmutzung": Approximalplaqueindex (API) 35%
  - Korrelation zwischen erhöhten Sulkusfluidfließrate (SFFR) und peripilärer Plaquebelastung.
➤ *Gingivitis:*
  - kein grundsätzliches Ausschlusskriterium
  - hoch signifikante Korrelation bestehen zwischen SFFR-Sulkusblutung, SFFR-Gingivalindex, SFFR-Hygieneindex
  - besondere Bedeutung der Plaqueakkumulation als Entstehungsfaktor der Periimplantitis-Parodontopathie

- generalisierte, therapieresistente Parodontopathie gilt als Ausschlusskriterium
- Parodontopathien, die durch konsekutive Behandlung (chirurgisch und/oder konservativ) und Hygienemaßnahmen kontrollierbar sind, stellen heute kein Ausschlusskriterium mehr dar.

➤ *Fixierte Mukosa:*
  - In der Literatur gibt es keine einheitliche Auffassung von der Notwendigkeit einer Zone fixierter Mukosa.
  - Aus klinischer Sicht scheint das Vorhandensein einer Zone befestigter Mukosa (2 – 3 mm) aus Gründen der Risikominimierung jedoch wünschenswert.

## Kieferorthopädische Risikofaktoren

➤ Osseointegrierte Implantate sind orthodontisch nicht bewegbar.
➤ Ein Abschluss der kieferorthopädischen Behandlung sollte vor der Versorgung mit implantatgetragenem Zahnersatz angestrebt werden.
➤ Unberührt bleibt der Einsatz von enossalen Implantaten, die zur Unterstützung der orthodontischen Therapie vorübergehend oder permanent eingesetzt werden (Kapitel 13).

## Anamnese

➤ Angaben, die der Patient ohne Untersuchung macht. Sie sind relativ subjektiv und müssen durch die Befundaufnahme objektiviert werden.

**Tabelle 4.1** Vorgabe für ein erstes Gespräch mit dem Implantatpatienten

| Erster Eindruck | Einstufung |
| --- | --- |
| Persönlichkeitsstruktur des Patienten | Motivation zur Implantation |
| Hauptanliegen des Patienten | Hygienebewusstsein |
| Grund für den Zahnverlust | Risikobereitschaft |
| Anspruch des Patienten | finanzielle Situation, ästhetische Anforderung |

➤ Allgemeinärztliche Anamnese
  – Im Vorfeld müssen wichtige Auskünfte über den Allgemeinzustand des Patienten eingeholt und schwer wiegende Allgemeinerkrankungen ausgeschlossen werden.
  – Entsprechende Vordrucke erleichtern eine schnelle Erfassung aller relevanten Daten.
  – Bei Hinweisen auf Erkrankungen aus dem allgemeinmedizinischen Bereich wird bei Bedarf ein fachärztliches Konsil eingeholt.
  – Angaben, die mit ja angekreuzt werden, müssen in schriftlicher Form erfasst und spezifiziert werden.

**Tabelle 4.2** Checkliste zur Erhebung der Allgemeinanamnese

| Patientenname, Geburtsdatum | Ja | Nein |
| --- | --- | --- |
| Allgemeine Krankheiten | | |
| Krankenhausbesuche | | |
| Medikamenteneinnahme | | |
| Herz-Kreislauf-Erkrankungen | | |
| Zuckerkrankheit | | |
| Allergie | | |
| Bluterkrankung | | |
| Nervenerkrankung | | |
| Infektionskrankheiten | | |
| HIV-positiv | | |
| Lebererkrankung | | |
| Knochenerkrankung | | |
| Nierenerkrankung | | |

## Überweisung an den Hausarzt/Internisten

➤ Ist in der Regel beim gesunden Patienten nicht notwendig.

➤ Bei der Überweisung eines Implantatpatienten sollten die für die Implantation wichtigen Befunde gezielt abgefragt werden. Wichtige Parameter der hausärztlich/internistischen Untersuchung sind:

– Blutbild mit Erythrozyten, Leukozyten, Hämoglobin, Thrombozytenzahl; ggf. Differenzialblutbild

– Blutgerinnung:
  • Quick-Wert oder INR (International Normalized Ratio) – internationaler Standard (WHO-Referenz-Thromboplastin) zur Überwachung einer Cumarintherapie
  • partielle Thromboplastinzeit
  • Plasmathrombinzeit

– Knochenerkrankung, Osteoporose
  • Chemotherapeutika wie z. B. Bisphosphonate
  • **Merke:** Bisphosphonate werden als orale Medikamente in täglicher oder wöchentlicher Anwendung zur Stabilisierung der Knochenqualität bei Osteoporose-Patienten rezeptiert. Zur Reduktion des Metastase-Risikos werden Bisphosphonate jedoch auch intravenös monatlich oder quartalsweise hochdosiert z. B. bei Plasmozytom, Mamma- und Prostatakarzinom verabreicht. Bisphosphonate reduzieren die Aktivität der Osteoklasten und führen bei oralchirurgischen Eingriffen häufig zu umfangreichen Wunddeshiszenzen und Knochennekrosen. Besonders bei den intravenös verabreichten Präparaten oder bei langer Therapiedauer ist von Einschränkungen beim Knochenstoffwechsel auszugehen. Eine sichere Entscheidungsmatrix für die Indikation zur Implantattherapie ist z. Z. noch nicht gegeben.

– Herz-Kreislauf-Erkrankung

– neurologischer Status

– Allergien

– Infektionskrankheiten

– Medikamenteneinnahme: rheumatischer Formenkreis.

➤ **Schriftliche Stellungnahme** des Hausarztes zum implantologischen Eingriff erfordert eine Überweisung an den behandelnden Kollegen, in der der Umfang der geplanten Therapie beschrieben wird. Da die betreuenden Hausärzte in der Regel nicht mit dem Umfang der implantologischen Maßnahmen vertraut sind, ist oftmals ein persönliches erläuterndes Gespräch notwendig.

## Zahnärztliche Untersuchung

➤ Einer speziellen implantologischen Befunderhebung hat in jedem Fall eine gründliche zahnärztliche Anamnese vorauszugehen. Folgende Informationen sind dabei zu erheben:
- letzter Besuch beim Zahnarzt
- Zahnfleischbluten
- Zahnwanderungen
- Parodontalbehandlung
- Kiefergelenkbeschwerden
- schlechter Geschmack, Mundgeruch
- kieferorthopädische Behandlung
- Mundhygienegewohnheiten.

## Klinischer Untersuchungsbefund

➤ Vollständige extra- und intraorale Befundaufnahme, die eine parodontale, Karies-, endodontische und kaufunktionelle Diagnose erlaubt.
➤ Ausschluss temporärer und/oder absoluter Kontraindikationen (Kapitel Indikation/Kontraindikation) zur Beurteilung der Verantwortbarkeit der Therapie.
➤ Zahnärztliche klinische Untersuchung:
- *extraoral:*
  - Hautsensibilität (Sensorik)
  - Motorik
  - Physiognomie
  - Profil
  - Kieferrelation
  - Lippenfülle
  - Lachlinie (Ästhetik)
  - Ruhelage, Ruheschwebelage
  - Funktionsstatus
  - Lymphknoten
  - Speicheldrüsen
- *intraoral*
  - Eigenbezahnung (Sensibilität, Vitalität, prothetische Wertigkeit)
  - vorhandener Zahnersatz
  - Hygienezustand (Eigenbezahnung, Zahnersatz)
  - parodontaler Zustand (Sondierungstiefen, Plaque- und Blutungsindex, Mobilitätsprüfung, ggf. weiterführende Diagnostik notwendig, z.B. Bakterienidentifikation durch DNA-Sondentests und Beta-Interleukin-Test)
  - Druckdolenzen, Ulzera
  - Lückenweite
  - Platzangebot (vertikal und horizontal)
  - Gegenbezahnung (intermaxilläre Distanz, Bisslage, Verlauf der Okklusionsebene)
  - taktile Beurteilung des Knochenvolumens an geplanten Implantatpositionen
  - radiologische Beurteilung des quantitativen Knochenangebots
  - röntgenologische Beurteilung der Knochenqualität (eingeschränkt möglich)
  - Ausschluss lokaler Kontraindikationen/Risiken (Hart- und Weichgewebe)
  - Ausschluss von Alveolarfortsatzdefekten
  - Beurteilung von Alveolarfortsatzdefekten
  - Beurteilung des Weichgewebes (Gingivaqualität/-quantität)
  - Papillenmorphologie (dick und flach, dünn und auslaufend)

- Lage des Approximalkontakts zur Knochenoberfläche im Approximalbereich (Ästhetik, Ausformung von Papillen beim Einzelzahnersatz in der Front)
- gingivale Symmetrie in der Front
- zu erwartende Kaukräfte
- Ausmaß und Zustand des vorhandenen Restzahnbestands (Ist z. B. eine prämolarisierte Okklusion für den Patienten ausreichend? Kann der Restzahnbestand mit in die Konstruktion eingegliedert werden?)
- funktionelle Befunde: Identifikation von parafunktionellen Störungen (Bruxismus, Verlust von Eckzahnführung mit konsekutiven Laterotrusionskontakten auf den Molaren, Schlifffacetten, Abrasionen, Attritionen)
- Schleimhäute/Mundschleimhautveränderungen/Präkanzerosen
- Speicheldrüsenfunktion.

➤ Gründe für den Zahnverlust lassen Rückschlüsse auf die Vorhersagbarkeit des Implantaterfolgs in der prospektiven Implantatposition zu.

➤ Erhöhtes Risiko für ein Ausbleiben der Osseointegration besteht bei:
  – Osteoporose im Kieferbereich
  – Wundheilungsstörungen durch hämatologische oder immunologische Erkrankungen
  – schlecht eingestelltem Diabetes mellitus
  – Nikotinabusus.

➤ U. U. eingeschränkter Langzeiterfolg bei starken parafunktionellen Störungen.

## Präoperative klinische Diagnostik des Implantatlagers

➤ Schleimhautsituation:
  – Mukosaveränderungen (Leukoplakie, Präkanzerosen, Narben, Tumoren, Beläge)
  – Bänder, Schleimhautfalten
  – Gingivarezessionen
  – Entzündungsbereitschaft des Parodontiums
  – Speichelquantität und Qualität
  – Ansatz des Mundbodens und Mundvorhofs
  – Zone fixierter Schleimhaut
  – Kontur und Farbe der Schleimhaut.

**Merke:**

➤ Nach Zahnverlust vollzieht das bedeckende Epithelgewebe den Höhen- und Breitenverlust des Knochens passiv mit, sodass sich die mukogingivale Grenze nach krestal verschiebt und die Breite der keratinisierten, befestigten Alveolarschleimhaut abnimmt.

➤ Ein breites, keratinisiertes Epithelgewebe ist wünschenswert für implantologische Maßnahmen und bildet später eine bakteriendichte Schutzbarriere mit dem Implantathals.

➤ Knochensituation:
  – internistische Befunde über Knochensystemerkrankungen
  – Ausschluss lokaler und generalisierter pathologischer Veränderungen (Osteolysen, Zysten, Tumoren, retinierte Zähne)
  – Beurteilung der regenerativen Prozesse – sind Verlaufskontrollen nach chirurgischen Eingriffen vorhanden?
  – Beurteilung des qualitativen Knochenangebots (Dichtemessung des Knochens)
  – Ermittlung des Kompakta-Spongiosa-Verhältnisses (Qualitätsklassen nach Misch D1–D4)
  – Grad der Alveolarkammatrophie (Klassifikation nach Lekholm und Zarb)
  – Beurteilung der Inklination der Alveolarfortsätze sowie der interalveolären Verbindungslinie
  – Seitenvergleich der Knochenstrukturen

- Höhe und Breite des Alveolarfortsatzes – Beziehung zu anatomischen Strukturen
- Kieferrelation und Art der Gegenbezahnung.
➤ Erstbefundung mit Schwerpunkt: Beurteilung des Implantatlagers
  - Quantität
  - Qualität.

## Radiologische Diagnostik des Implantatlagers

➤ Vollformatige Panoramschichtaufnahme (Orthopantomogramm, OPG).
➤ Zielgerichtete Untersuchungen sind empfehlenswert:
  - Einzelzahnaufnahmen:
    • bei Implantationen im Frontzahnbereich des Ober- und Unterkiefers (unzureichende Darstellung im OPG wegen Überlagerungseffekten der Wirbelsäule)
    • bei unsicherer Wiedergabe apikaler Veränderungen im OPG bei wurzelgefüllten Zähnen, insbesondere im Oberkiefer
    • bei Verdacht auf entzündliche und/oder zystische Prozesse im Kieferknochenbereich.
  - Nasennebenhöhlen-Aufnahme
  - digitale Volumentomographie/CT
    • zum Ausschluss entzündlicher Veränderungen im Sinus maxillaris sind notwendig:
      ○ bei beabsichtigter subantraler Implantation mit Gefahr der Perforation des Kieferhöhlenbodens
      ○ bei beabsichtigter Sinusbodenelevation
      ○ zur Identifizierung der Underwoodschen Septen
      ○ Kieferhöhlen-Schichtaufnahmen mit Spezialprogrammen des OPG-Geräts sind nur eingeschränkt beurteilbar; im Zweifelsfall ist ein HNO-fachärztliches Konsil einzuholen.
  - Schädelaufnahme p.–a. 15° mit geöffnetem Unterkiefer:
    • bei beabsichtigter retromolarer Knochenentnahme
    • zur Darstellung des Verlaufs des N. mandibularis inferior
  - Fernröntgenseitenbild (FRS):
    • bei beabsichtigter intraforaminärer Implantation und ausgeprägter Atrophie
    • zur Darstellung der Neigung des Unterkieferkörpers.

## Diagnostik des Implantatlagers bei Spätimplantationen

➤ Metrische Analyse des Knochenangebots.
➤ Planungshilfen:
  - Implantatumrissschablonen des jeweiligen Systems in verschiedenen Vergrößerungsmaßstäben (meist 1:1, 1,1:1, 1,25:1)
  - Tiefziehplatte mit Metallkugeln
  - Mitröntgen eines Metallrasters (Rast-o-Pan-Verfahren).

**Tabelle 4.3**  Diagnostische Verfahren zur Bestimmung des Knochenangebotes

| Vertikales Knochenangebot | Horizontales Knochenangebot |
| --- | --- |
| Panoramaschichtaufnahme (OPG) | Schleimhautmessung/Sägeschnittmodell |
| Einzelzahnfilm | |
| Computertomogramm/DVT | Computertomogramm/DVT |
| Fernröntgenseitenbild (FRS) | bedingt Aufbissröntgen |

## Transversales Knochenangebot

➤ Bidigitale Palpation
➤ zweidimensionale Schiebelehre (Münchener Modell, Mainzer Modell)
➤ Sägeschnittmodell-Erstellung nach den Kompressionsabdruckverfahren und Ermittlung der Schleimhautdicke mittels dünner Injektionskanüle und aufgestecktem Gummistop
➤ Ultraschalltechnik (SDM-Gerät) – Echoimpulsverfahren
➤ transversale Schichtaufnahmen mit OPG und Tomographen
➤ digitale Volumentomographie
➤ Computertomographie

## Schema zur präimplantologischen Diagnostik

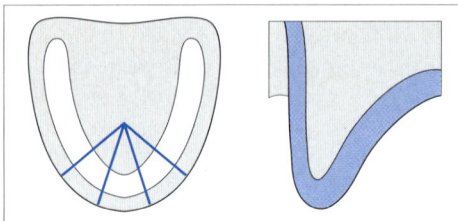

Abb. 4.**1**  Sägeschnittmodell zur Implantatplanung (blau: Mukosa) nach Messung der Schleimhautdicke mit der Sonde.

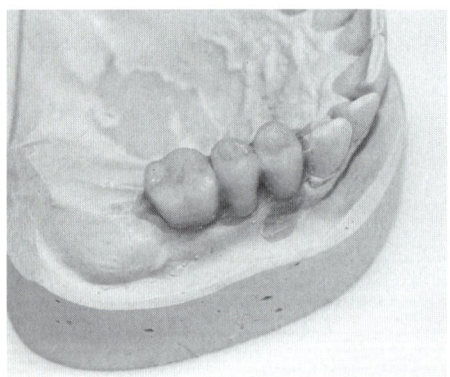

Abb. 4.**2**  Diagnostische Aufstellung der zu ersetzenden Zähne in Wachs.

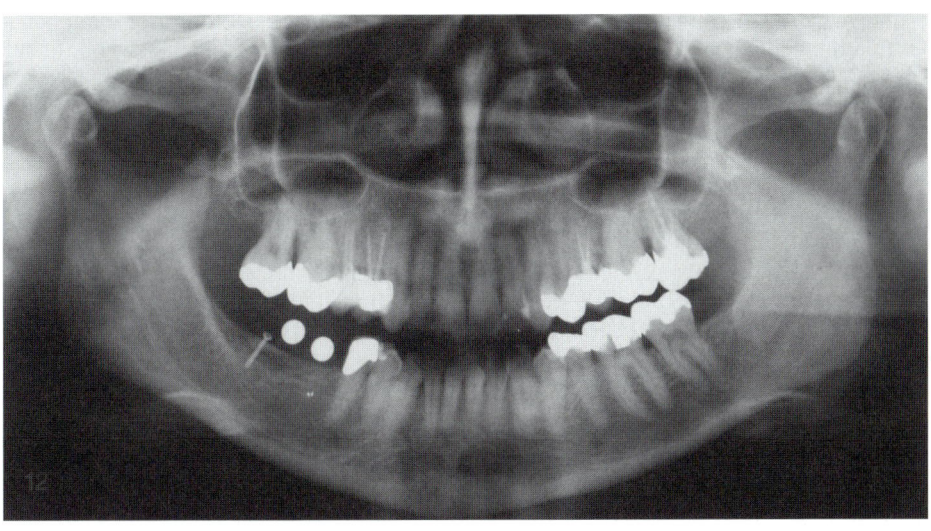

Abb. 4.**3** Mit der Röntgenschablone angefertigtes Orthopantomogramm zur Positionierung der Metallreferenzkugeln.

### Diagnostik des Implantatlagers bei Sofort- und verzögerten Sofortimplantationen

➤ **Definitionen:**
   – Sofortimplantationen finden unmittelbar nach Zahnextraktion statt,
   – verzögerte Sofortimplantationen nach abgeschlossener epithelialer Regeneration der Schleimhaut über der Extraktionsstelle.
➤ **Merke:** Ziel jeder Implantatbettpräparation ist ein möglichst vollständiger Knochenkontakt mit dem Implantat
➤ Durch den ovalen Durchmesser der Alveole ist dies nur in approximaler Richtung erreichbar. Die vestibuläre Lamelle sollte geschont werden und keinen Druckkontakt vom Implantat erhalten.

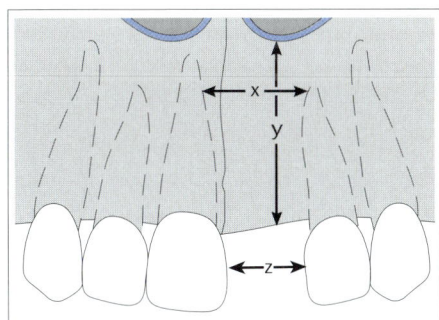

Abb. 4.**4** Prüfung der Strukturen im Zahnfilm, die der Implantationsregion benachbart sind.
**x** Wurzelabstand und Neigung
**y** Alveolarkammhöhe
**z** Zahnabstand

➤ Aufgrund der resultierenden Inkongruenz zwischen Wurzelquerschnitt und Implantat treten häufig kleine Knochendefekte in Form von freiliegenden Implantatschultern auf, die mit den Methoden der gesteuerten Knochenregeneration (guided bone regeneration, GBR) gedeckt werden können.

➤ *Primärdiagnostik*: Bestimmung des Implantatdurchmessers durch:
  – extrahierte Zahnwurzel
  – gemessenen Alveolendurchmesser
  – Austasten der fazialen Alveolenwand mit stumpfer Sonde
  – orthoradiale Röntgendarstellung der Alveole.

➤ **Merke:** Bei vorher abgelaufenen dentogenen Infektionen empfiehlt sich eine Zurückstellung der Implantation um 6 – 8 Wochen, um nach Beseitigung der entzündlichen Geweberveränderungen eine prospektive Mineralisationsbereitschaft des Knochens anzutreffen.

➤ Bei größeren osteolytischen Defekten muss reevaluiert werden, ob eine primärstabile Implantation möglich ist oder ob vorher eine längere Regenerationsphase mit einer *präimplantologischen Augmentation* eingeplant werden muss.

➤ Die *Längenplanung* bei einer Sofortimplantation richtet sich nicht nach der Länge der extrahierten Zahnwurzel, sondern nach dem gesamten vertikalen Knochenangebot. Zur Erreichung der Primärstabilität des Implantats soll dieses immer länger als die Zahnwurzel sein und ggf. nach palatinal oder zentral in der Alveole abweichend von der ehemaligen Zahnwurzelachse versenkt werden.

➤ Sollten ästhetische Komponenten im Vordergrund stehen, ist aufgrund der Weichteilsituation die verzögerte Sofortimplantation vorzuziehen.

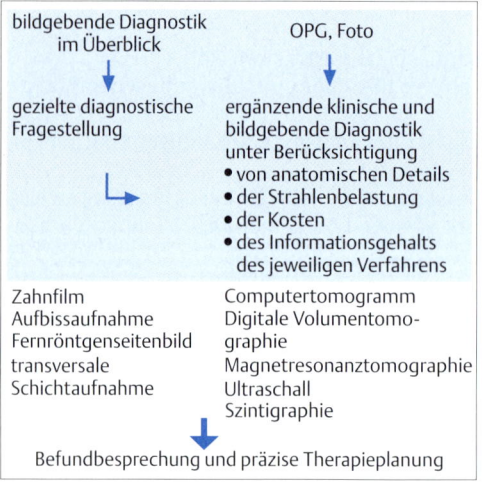

Abb. 4.**5**    Systematik des präimplantologischen Vorgehens: klinische Untersuchung und Abklärung paraklinischer Fragestellungen.

➤ Die implantologische Versorgung gilt als Wahleingriff. Vor jedem implantologischen Eingriff ist der Arzt/Zahnarzt seinem Patienten gegenüber verpflichtet, diesen entsprechend umfangreich darüber aufzuklären. Die Aufklärung hat zeitlich getrennt vom chirurgischen Eingriff, in einer gesonderten Sitzung, zu erfolgen.

➤ Der Patient muss bezüglich des implantologischen Eingriffs aufgeklärt werden über:
  – Art
  – Umfang
  – Indikation/Kontraindikation
  – allgemeine Risiken (Anästhesie, Heilungsverlauf, Arbeitsunfähigkeit, Fahruntüchtigkeit)
  – Besonderheiten der angewandten Behandlungsmethode
  – eigene Erfahrung des Behandlers
  – spezielle, seinen persönlichen Fall betreffende Risiken, insbesondere hinsichtlich möglicher Auswirkungen auf Gesundheit und in speziellen Fällen den ausgeübten Beruf (Sänger, Köche, Schauspieler etc.)
  – alternative Therapien
  – wirtschaftliche Aspekte.

➤ Aufklärung mindestens 24 Stunden vor dem Eingriff.

➤ Schriftliche Dokumentation über Umfang und Art der Aufklärung in Behandlungskartei (Dokumentationsverpflichtung des Arztes).

➤ Aufklärung im Beisein einer dritten Person (Mitglied der Praxis).

➤ Schriftliche Einwilligung des Patienten auf einer Einverständniserklärung.

➤ Neben dem Informationscharakter hat diese Aufklärung besondere juristische Bedeutung:
  – Kommerziell erhältliche Aufklärungsblätter, welcher Qualität auch immer, sind bei juristischen Auseinandersetzungen wertlos; wichtig ist die Dokumentation der *individuellen, auf den spezifischen Patientenfall bezogenen Risikoaufklärung* .
  – Diese Aufklärung muss *schriftlich in der Behandlungskartei dokumentiert* werden.
  – Bei Verwendung von Formularen müssen die individuellen Risiken handschriftlich auf dem Formblatt ergänzt werden.

➤ Einteilung in folgende Abschnitte:
  – Art und Umfang der Versorgung
  – verbindliche Kostenzusammenstellung (Heil- und Kostenplan), unterzeichnet von Arzt und Patient
  – Erfahrung des Arztes/Zahnarztes
  – alternative Therapiemöglichkeiten
  – Auswirkungen des chirurgischen Eingriffs
  – Dokumentation.

## Art und Umfang der Versorgung, allgemeine Aufklärung

➤ Aufklärung über allgemeine Aspekte der implantologischen Versorgung wie:
  – allgemeine Aspekte der implantologischen Therapie:
    • Implantatmaterial
    • Implantatsystem
    • knöcherne Integration des Materials
  – implantologisches Verfahren
    • Sofortimplantation
    • verzögerte Sofortimplantation
    • Spätimplantation
  – Erfolgswahrscheinlichkeit der Therapie
  – Verlustmöglichkeit von Implantaten (Früh- oder Spätverlust)
  – Indikation und Kontraindikation
  – Bestätigung des Gesundheitszustandes; im Zweifel Rückfrage beim Hausarzt
  – Vorsichtsmaßnahmen
  – Schädigungsrisiko anatomisch schützenswerter Strukturen
  – mögliche Fremdkörperreaktionen
  – postoperatives Verhalten
  – Mundhygienemaßnahmen.

## Spezielle implantologische Aufklärung

➤ Nach Abschluss der präimplantologischen Diagnostik und Festlegung der definitiven implantatprothetischen Therapie sowie der Erstellung des Gesamtkostenvoranschlags.
➤ Gezielte Aufklärung über Indikation und Umfang/Art des chirurgischen Eingriffs.
➤ Aufklärung über Art der Anästhesie (Lokalanästhesie, Analgosedierung, Intubationsnarkose).
➤ Ggf. zusätzliche Aufklärungsnotwendigkeit (Prämedikation) durch Narkosefacharzt/in.
➤ Verträglichkeit der Anästhesiemedikamente, der implantologischen Materialien (Augmentationsmaterial, GBR-Materialien u. a.), Unbedenklichkeit des Reintitans.
➤ Art, Anzahl und Position der Implantatpfeiler.
➤ Art der prothetischen Versorgung und eventuelle Abänderungen.
➤ Risiko bezüglich der Schädigung von anatomisch relevanten Strukturen:
  – nervale Strukturen
    • N. alveolaris inferior
    • N. mentalis
    • N. nasopalatinus
  – Nasennebenhöhlen
    • Eröffnung der Kieferhöhle
    • Perforation des Nasenbodens
    • Luxation von Implantaten in die Kieferhöhle

- Nachbarzähne
- Implantatverlust
  - während Einheilungsphase (Frühverlust)
  - während Funktionsphase (Spätverlust)
  - Verlustrisiko in Verbindung mit den unterschiedlichen Knochenqualitäten (insbesondere bei Knochenqualität D1 und D4)
  - Verluste von Augmentationsmaterial jeglicher Art (autogener Knochen, Knochenersatzmaterial, Membranmaterial)
- Folgeeingriffe
  - Explantation
  - mögliche Nachimplantation
- mögliche Nachblutungen (interforaminale Implantation, Sinusbodenelevation)
- postoperative Schwellung mit zu erwartendem Ausmaß und Hinweise zur Schwellungsprophylaxe
- Schmerzmanagement
- Aufklärung über das zu erwartende ästhetische Ergebnis; Darlegung der ästhetischen Limitationen

➤ Aufgeklärt werden muss über spezielle Risiken, die eingriffstypisch sind und bei Eintritt den Patienten in seiner Lebensführung erheblich belasten und deren Eintritt für den Patienten als Laien überraschend sind.
➤ Werden chirurgischer und prothetischer Part von unterschiedlichen Behandlern durchgeführt, so ist jeder Behandler selbst für die Durchführung der entsprechenden Aufklärung zuständig; in solchen Fällen ist sowohl eine chirurgische als auch eine prothetische Aufklärung erforderlich.
➤ Forensisch ist von entscheidender Bedeutung, dass die Aufklärung durch das ärztliche/zahnärztliche approbierte Personal durchgeführt wird; keine Aufklärung durch Hilfspersonal!
➤ Die Aufklärung über die wirtschaftlichen Aspekte der Behandlung kann Hilfspersonal wie eine Dentalberater/in unterstützend vorbereiten; die Aufklärung durch den Arzt/Zahnarzt ist auch hierüber nicht entbehrlich.
➤ Dem Patienten muss zu jedem Zeitpunkt die Möglichkeit gegeben werden, seine Fragen zu stellen und sie in seiner Sprache verständlich beantwortet zu bekommen.
➤ Es gilt der Grundsatz: Die implantologische Versorgung stellt eine Wahlleistung dar; je freiwilliger ein Eingriff ist, umso umfangreicher und ausführlicher muss die Aufklärung erfolgen!

### Wirtschaftliche Aufklärung

➤ Die Gesamtkosten sind in einem vollständigen Heil- und Kostenplan festzuhalten.
➤ Die Aufteilung der Pläne in eine chirurgische und eine prothetische Kostenplanung ist sinnvoll
➤ Die Jurisprudenz verlangt bei Änderungen der Therapie, die mit zusätzlichen Kosten einhergehen, die nochmalige korrigierte Vorlage des Heil- und Kostenplans vor Erbringung der Leistung.
➤ Sämtliche Kosten sind in die Kalkulation einzubeziehen:
  - Honorarleistungen
  - Material- und Laborkosten
  - Fremdlabor und/oder Eigenlaborleistungen: Laborkostenvoranschlag
  - Kosten der Implantatmaterialien:
    - Implantatkörper
    - chirurgische und prothetische Hilfsteile

- • Augmentationsmaterialien und Hilfsteile
- • sonstige Materialkosten und berechenbare Auslagen
- – Kosten über notwendige Nebenleistungen (konservierend, chirurgisch, kieferorthopädisch und/oder parodontologisch o. Ä.).
- ➤ Abklärung des Vorliegens einer möglichen Ausnahmeindikation im Rahmen der gesetzlichen Sozialversicherung, wodurch eine Kostenübernahme möglich sein könnte.
- ➤ Kostenkalkulationen sollten den Kostenträgern vor der Behandlung in jedem Falle vorgelegt werden, damit der Versicherte erkennt, in welcher Höhe er eine Bezuschussung zu erwarten hat, ob die Versicherungsgesellschaft implantologische Leistungen völlig ausschließt oder ob der Patient dieses Risiko überhaupt versichert hat.
- ➤ Die Leistungseinschränkungen sowohl der sozialgesetzlichen wie auch der privaten Versicherungsträger führt zukünftig zu einer weiter ansteigenden wirtschaftlichen Belastung der Patienten. Dies führt zwingend zur verstärkten Pflicht der Leistungserbringer, über die wirtschaftlichen Konsequenzen anstehender Behandlungen ausführlich aufzuklären.
- ➤ Eine Einmischung in das Versicherungsverhältnis zwischen privater Versicherungsgesellschaft und Patient von Seiten des Arztes/Zahnarztes ist nicht sinnvoll; auf Grund der ärztlichen Schweigeverpflichtung und dem fehlenden Vertragsverhältnis zwischen Behandler und privater Versicherungsgesellschaft ist eine Korrespondenz mit den Versicherungsträgern ausschließlich über den betroffenen Patienten zu führen. Schreiben und/oder Beantwortung von Fragen bezüglich der Therapie sollten immer in Kopie an den Betroffenen weitergeleitet oder besser gleich über ihn geführt werden.
- ➤ Die immer restriktivere Bezuschussung von implantologischen Versorgungen von bestimmten privaten Versicherungsträgern führt zu einem für den Einzelnen kaum noch zu bewältigenden administrativen Aufwand. Dieser Aufwand sollte so weit wie möglich beschränkt werden; in bestimmten Fällen ist es sinnvoller, wenn der Patient einen Anwalt mit der Durchsetzung seiner Rechte beauftragt.

## Erfahrung und Ausbildung des Behandlerteams

- ➤ Der Patient hat ein Anrecht auf die Offenlegung der Fachkompetenz seiner behandelnden Ärzte, auch wenn per Approbation jeder Arzt/Zahnarzt diese Eingriffe durchführen darf.
- ➤ Auf Nachfrage muss der Behandler oder die Beteiligten des Behandlerteams ihre Erfahrung auf dem Gebiet der Implantologie (chirurgisch und/oder prothetisch) offen legen.
- ➤ Eine Kommunikation dieser Fachkompetenz kann erfolgen durch:
  - – zahnärztliche Weiterbildung, Zusatzbezeichnung (Fachzahnarzt für Oralchirurgie)
  - – fachärztliche Ausbildung (Facharzt für MKG-Chirurgie)
  - – Nachweis entsprechender Ausbildung, Fortbildung oder Spezialisierung (Bezeichnung „Tätigkeitsschwerpunkt Implantologie", verliehen von den entsprechenden implantologischen Fachgesellschaften)
  - – ständige Fortbildung

## Alternative Therapiemöglichkeiten

- ➤ Der Patient muss die dokumentierte Möglichkeit haben, zwischen möglichen Alternativtherapien zu entscheiden.
- ➤ Schriftliche Dokumentation dieser Alternativen.
- ➤ Abwägung der Vor- und Nachteile der Alternativtherapien.
- ➤ Alternative Therapiemaßnahmen sind vom Behandlungsumfang und von Seiten der Kosten zu beleuchten.
- ➤ Eine zwingende Indikation zur implantologischen Versorgung gibt es in der Regel nicht.

➤ Es handelt sich folglich um einen *Wahleingriff*, der ähnlich wie ein Eingriff in der plastischen Chirurgie eine *besonders umfassende Aufklärung über alle möglichen Komplikationen* beinhalten muss.

➤ Die Entscheidung über eine implantologische Versorgung trifft der betroffene Patient selbst.

## Auswirkungen des chirurgischen Eingriffs

➤ Aufklärung über allgemeine postoperative Beschwerden im Hinblick auf die Ausdehnung und Schwere des Eingriffs:
  – Wundschmerz
  – Schwellung (mit Schwellungsmaximum am 3. postoperativen Tag, dann kontinuierliche Abschwellung)
  – Hämatom
  – Wundinfektion.
➤ Unwohlsein, Gewichtsabnahme.
➤ Potenzielle Arbeitsunfähigkeit.
➤ Bei Analgosedierung bzw. Intubationsnarkose:
  – postoperative Überwachungsphase (insbes. bei ambulant durchgeführten Eingriffen)
  – Regenerationszeit
  – notwendige Begleitung nach Hause wegen absoluter Fahruntüchtigkeit und eingeschränkter Handlungsfähigkeit
  – spezielle Risiken dieser Anästhesieform (Aufklärung durch Anästhesisten selbst!).
➤ Unverträglichkeit von Medikamenten oder Injektionslösungen (Analgetika, Lokalanästhesie, Antibiotika u. Ä.).
➤ Besondere Verhaltensregeln nach speziellen Eingriffen:
  – Sinusbodenelevation, operative Eingriffe in Beziehung zum Kieferhöhlenboden: mögliche spontane Blutentleerung aus der Nase
  – Parästhesien bei operativen Eingriffen in Nervnähe:
    • mögliche Parästhesie bei Implantation in Nervnähe
    • mögliche Desensibilität der Unterkiefer-Frontzähne nach einer Knochenblockentnahme aus dem Kinn
    • mögliche dauerhafte Anästhesie/Parästhesie bei Nervlateralisation.
➤ Bedingte Fahruntüchtigkeit nach Eingriffen in Lokalanästhesie.
➤ Eine postoperative Betreuung *durch den Operateur* sollte gewährleistet sein.
➤ Umfangreiche Operationen vor Urlaubs- oder Kongressreisen des Operateurs sollten nicht erfolgen; zumindest muss in diesen Fällen eine ärztliche/zahnärztliche Betreuung durch einen fachkompetenten Vertreter gegeben sein.
➤ Der Patient erfährt die Verhaltensmaßregeln *vor* dem operativen Eingriff; er sollte am Operationstag jedoch stets die nochmalige *postoperative Verhaltensaufklärung* erhalten; hilfreich hierfür sind *Merkblätter*, die dem Patienten am Operationstag mitgegeben werden.

## Dokumentation

➤ Für die Beweislast und Beweisführung spielt die ärztliche/zahnärztliche Dokumentation eine zentrale Rolle. Im Allgemeinen müssen die medizinisch und therapeutisch notwendigen Schritte dokumentiert werden.
➤ Arzt und Zahnarzt sind jedoch nicht verpflichtet, jede Einzelheit ihres Handelns durch Dokumentation oder Zeugengegenwart beweismäßig festzuhalten. Dies würde ein wirtschaftliches, zügiges und effektives ärztliches Handeln stören.

➤ Die Rechtsprechung fordert daher, nur die für die Diagnose und Therapie wesentlichen medizinischen Fakten in einer für den Fachmann hinreichend klaren Form aufzuzeichnen. Aus dieser Dokumentation muss sich immer der Nachweis der medizinischen Notwendigkeit führen lassen.

➤ Dokumentation erfolgt in Karteikarte oder durch besonderen Aktenvermerk. Bei forensischen Auseinandersetzungen muss der Arzt/Zahnarzt diese Dokumentation vorlegen.

➤ Dokumentation der Ausgangssituation anhand von Modellen, aussagekräftigen Röntgenaufnahmen und Fotos.

➤ Anwesenheit einer volljährigen, ausgebildeten zahnmedizinischen Assistentin und anschließende Dokumentation der Anwesenheit per Unterschrift in Karteikarte.

➤ Aufbewahrung der Dokumentationsunterlagen.

➤ Besondere oder gesonderte Dokumentation bei Verwendung von tierischem oder menschlichen Material.

➤ Seit 2005 sind jedoch nach EU-Rechtssprechung auch Zahnärzte verpflichtet, bei Eingriffen, wie sie die zahnärztliche Implantologie darstellt, eine ausreichende Dokumentation zu führen (Medizinprodukte Gesetz, MPG):
  – Die Dokumentation muss Art des Eingriffs, verwendetes Material (inklusive Chargennummern) und entsprechende Nebenleistungen nachvollziehbar umfassen.
  – Spezielle dafür geeignete Programme, z. B. ImpDat (Fa. Kea Software, Pöcking), können z. B. von entsprechenden implantologischen Berufsverbänden (Deutsche Gesellschaft für Implantologie im Zahn-, Mund- und Kieferbereich e.V, DGI) bezogen werden.
  – Formulare zum Zwecke der Dokumentation können von den entsprechenden Fachgesellschaften nach entsprechender Anpassung an die eigenen Praxisstrukturen übernommen werden

➤ Abzuraten ist von kommerziell erhältlichen Aufklärungsbroschüren, die dem Patienten zur alleinigen Aufklärung mitgegeben werden. Eine Unterschrift des Patienten auf derartigen Aufklärungsbögen ist aus forensischer Sicht **nicht** ausreichend!

➤ Die Aufklärung über einen implantologischen Eingriff muss in einem zeitlich vom Eingriff unabhängigen Gespräch zwischen Arzt und Patient stattfinden. Hierbei ist die individuelle Aufklärung für den jeweiligen Patientenfall und den damit verbundenen Risiken wichtig. Diese Aufklärung muss schriftlich in der Behandlungskartei dokumentiert und aufbewahrt werden. Formulare, Zeichnungen oder Fotografien dienen hier nur zur Unterstützung. Die Aufklärung muss in Wort und Sprache dem Kenntnisstand eines medizinischen Laien angepasst sein.

➤ Die ausführliche Aufklärung über mögliche Komplikationen oder Risiken entbindet den/die Behandler nicht von ihrer Pflicht, die Therapie nach geltenden Richtlinien (lege artis) durchzuführen.

## Allgemeines

➤ Die chirurgische Implantatinsertion ist heute nicht mehr ausschließlich an die knöcherne Anatomie gebunden:
  – Primär orientiert sich die Implantatposition an der geplanten prothetischen Rekonstruktion,
  – sekundär an der knöchernen Anatomie.
➤ Erweiterte Operationstechniken (GBR/augmentative Verfahren) bei ungenügendem Knochenangebot (vertikal/horizontal) ermöglichen eine Vorbereitung des Implantatlagers zur Insertion der Implantate unter prothetischen und funktionellen Gesichtspunkten.
➤ Individuell und patientenorientiert eine optimale Lösung für die prothetische Rekonstruktion zu finden bedeutet, von Beginn an mögliche Alternativlösungen zu berücksichtigen und ihre Vor- und Nachteile kritisch mit dem Patienten abzuwägen.

## Rückwärtsplanung

➤ Die angestrebte Suprastruktur bestimmt die notwendige Implantatanzahl und konsekutiv die Pfeilerposition.
➤ Die Planung erfolgt zielorientiert rückwärts gerichtet, mit der prothetischen Konstruktion als Ziel und der chirurgischen Behandlung als Ausgangspunkt.
➤ Erfolgsbasis bilden implantologisch orientierte Anamnese- und Befunderhebung, diagnostisches Setup/Waxup, Röntgenschienen und intraoperative Positionierungsschienen zusammen mit einer fallspezifisch ausgerichteten präoperativen Diagnostik.
  – Eine prothetisch orientierte Behandlungsplanung orientiert sich *nicht* an der anatomischen Situation; erweiterte Operationstechniken schaffen die anatomischen Voraussetzungen zur Insertion der notwendigen Implantatpfeiler an der für die prothetische Rehabilitation notwendigen Position im Kiefer.
  – Die zunehmende Spezialisierung auf dem Gebiet der operativen Zahnheilkunde erfordert es unter Umständen, den Patienten für gewisse operative Leistungen (im Sinne einer Dienstleistung) an die entsprechende Stelle zu überweisen.

## Beratungsgespräch

➤ "Im Beratungsgespräch werden alle entscheidenden Weichen für eine erfolgreiche und für den Patienten optimale Therapie gestellt. Es gilt auf der einen Seite, die ästhetischen und funktionellen Maximalvorstellungen des Patienten mit den auf der anderen Seite machbaren Möglichkeiten in Einklang zu bringen. Am Ende sollten eine vorläufige Planung der Therapie stehen, die einerseits zahnmedizinisch/medizinisch sinnvoll und machbar ist und andererseits vom Patienten akzeptierbar und finanzierbar ist." (Kirsch et al. 1998.)

➤ Anamnese (unter besonderer Berücksichtigung der Implantologie):
  – Allgemeinanamnese
  – Medikamentenanamnese
  – Spezialanamnese
  – Sozialanamnese.

➤ Lebenssituation:
  – physisch
  – psychisch
  – psychosozial.

➤ Beurteilung der:
  – Patientencompliance
  – physischen Fähigkeit zur Durchführung der notwendigen Hygienemaßnahmen.

➤ Diese Beurteilung des Patienten erfordert ein erfahrenes Behandlerteam und ist wichtig, weil sie für das Prothesendesign im Hinblick auf die Hygienefähigkeit und den deutlich erhöhten Mundhygieneaufwand indirekt einen entscheidenden Einfluss hat. In die Beurteilung sollten auch prospektive Faktoren wie Patientenalter und Allgemeinzustand einfließen. Bei älteren Patienten muss das Prothesendesign an die Hygienefähigkeit und den Allgemeinzustand angepasst werden, sodass die Prothesenhygiene auch im Falle einer Pflege durch Dritte in ausreichendem Maße gewährleistet ist.

## Vorbereitende Maßnahmen

➤ Abformung der Kiefer zur Herstellung von Situationsmodellen
➤ Bissregistrierung
➤ Artikulation (Mittelwertartikulator/Gesichtsbogenübertragung)
➤ Entscheidung über extern erbrachte weitere diagnostische Maßnahmen
  – Radiologe: Computertomographie, 3D-Rekonstruktion, digitale Volumentomographie (DVT) etc.
  – internistisches Konsil.
➤ Eine routinemäßige Maximalausdehnung der Befunderhebung ist aus wirtschaftlichen Gründen *nicht* indiziert. Die Ausweitung der Befunde und das Hinzuziehen externer Spezialisten (insbesondere Radiologen) ist immer patientenfallspezifisch abzuwägen.
➤ Bei komplexen Defektsituationen oder fehlender Darstellbarkeit schonungspflichtiger Strukturen besteht eine *absolute Indikation* zu weiterführenden radiologisch-diagnostischen Maßnahmen (CT, DVT). Bei räumlich sehr ausgedehnten Defektsituationen kann eine *relative Indikation* zur CT/DVT bestehen. Hier geht es um die exakte Bestimmung des Augmentationsvolumens und damit der Festlegung der Knochenspenderegion (Knochenfalle, intra- oder extraorale Entnahmestellen) bzw. die mögliche Applikation von Knochenersatzmaterialien.
➤ Die routinemäßige Anfertigung einer CT/DVT-Aufnahme ist jedoch medizinisch in der Regel *nicht* indiziert.

### Diagnose und Therapieentscheidung

➤ Waxup/Setup zur Simulation des geplanten implantatgetragenen Zahnersatzes.
➤ Teamorientierte Erarbeitung des prothetischen Konzepts, einschließlich Alternativkonzepten (implantologisch/konventionell):
  – Prothetiker
  – Chirurg
  – Zahntechniker.
➤ Herstellung von adäquaten Röntgen- und Positionierungsschablonen für die radiologische Untersuchung und den operativen Eingriff.
➤ Besprechung der Befunde, Diagnosen und individuell abgestimmten therapeutischen Behandlungsmöglichkeiten mit dem Patienten.
➤ Schriftliche Gesamtkostenkalkulation (Heil- und Kostenplan).
➤ alternativer, konventioneller Behandlungsvorschlag
➤ Eventuell konsiliarische Untersuchungen.

### Behandlungsplan

➤ Nach Abschluss der Diagnostik ist der implantologisch zu versorgende Befund mit dem Patienten zu erörtern und ggf. in einem Befundbericht zu dokumentieren.
➤ Der zeitliche Umfang der Vorbehandlung und der implantologischen Behandlung mit den wesentlichen chirurgischen und prothetischen Sitzungen ist zu definieren.
➤ Die Verfügbarkeit des Patienten für Recallsitzungen nach den chirurgischen Eingriffen ist zu klären.

### Vorbehandlung

➤ Funktionelle Vorbehandlung:
  – Einschleiftherapie
  – Schienentherapie
  – additive Maßnahmen: z. B. Aufbau einer Frontzahn-Eckzahn-Führung.
➤ Konservierende, endodontische und parodontale Vorbehandlung:
  – Die Prognose des Restzahnbestands muss vor der definitiven Implantatplanung so weit wie möglich abzuschätzen sein.
  – Die in die implantatprothetische Rehabilitation eingebundene Eigenbezahnung sollte eindeutig abzuschätzen sein, ihre prothetische Wertigkeit sollte entsprechend hoch sein.
➤ Kieferorthopädische Vorbehandlung wie:
  – Pfeileraufrichtung gekippter Zähne
  – Lückenöffnung zur exakten mesiodistalen Positionierung des Implantatpfeilers
  – Abwägung eines kieferorthopädischen Lückenschlusses
  – Intrusion von elongierten Antagonisten
  – Behandlung von Fehlstellungen/Dysgnathien
  – orthodontische Zahnbewegung zur Optimierung des Knochenlagers.
➤ Chirurgische Vorbehandlung:
  – Extraktion nicht erhaltungswürdiger Zähne
  – Zystektomien/Wurzelspitzenresektionen
  – Verbesserung des Implantatlagers durch Kieferkammerhöhung bzw. -verbreiterung bei zweizeitigem Vorgehen:
    • relative Kieferkammerhöhung (Sinusbodenelevation)
    • absolute Kieferkammerhöhung (Blockaugmentation, Distraktionsosteogenese o. Ä.)
    • „socket preservation technique" (Knochenersatzmaterial, Hämostyptikum, Kollageneinlage etc.).

➤ Werden umfangreiche Vorbehandlungen notwendig, ist nach Ausheilung und ausreichendem Beobachtungszeitraum eine *Neubeurteilung der Gesamtsituation und/oder des Restzahnbestands* notwendig. Unter Berücksichtigung der Gesamtplanung ist die Entscheidung Zahn versus Implantat zu fällen.

### Festlegung der Implantatpositionen und -dimensionen

➤ Nach Abschluss der Vorbehandlung erfolgt die Detailplanung mit der Definition der endgültigen Implantatposition.
➤ Zum operativen Eingriff sollen die folgenden Parameter definiert sein:
  – Position, Anzahl, Größe und Durchmesser der Implantate
  – Art der provisorischen Versorgung nach Implantatinsertion
  – Art und Umfang der periimplantär zu erbringenden und eventuell zusätzlich notwendigen augmentativen Maßnahmen
  – Bohrschablone zur Übertragung der jeweiligen Implantatposition.

### Bohrschablonen

➤ Design und Aufwand für die Herstellung der Bohrschablone können je nach Indikation und Erfahrung des Behandlers variieren.
➤ Die Bohrschablone sollte die geplante Positionierung der Implantate bei der Insertion sicherstellen.
➤ Ablauf der Herstellung der Bohrschablone:
1. Erstellung von Situationsmodellen und deren Einartikulation
2. Herstellung eines Waxup im Artikulator
3. Definition der Implantatpositionen unter prothetischen Gesichtspunkten
4. Ausrichtung der Implantatachsen anhand der Modellsituation, Schleimhautdickenmessung und radiologischer Diagnostik
5. Bohrung der Implantatachse im Gipsmodell
6. Fixierung der systemspezifischen Bohrhülse in der Bohrschablone
7. Reduktion der Auflagen der Bohrschablone für bessere Übersicht im OP-Areal.

### 3D-basierte Implantationshilfen

➤ Für die 3D-Planung für Totalrehabilitationen, bei Versorgungen im ästhetisch relevanten Bereich und in Situationen, bei denen im Grenzbereich gearbeitet wird, empfiehlt sich die dreidimensionale Beurteilung des Knochenangebotes.
➤ Ablauf:
1. Erstellung von Situationsmodellen und deren Einartikulation.
2. Herstellung eines Waxup im Artikulator.
3. Dublierung des Waxup und Erstellung einer diagnostischen Schablone mit radioopaken Kronen für die prothetische Referenz und systemspezifische Referenzen, die eine Erkennung der 3D-Daten bei der Weiterverarbeitung in den jeweiligen Planungsprogrammen erlauben.
4. Erstellung eines Computertomogramms oder eines digitalen Volumentomogramms und Übermittelung der diagnostischen Information im gängigen Dicom-Format.
5. Einlesen des 3D-Datensatz in das jeweilige Planungsprogramm mit Segmentierung der für die Planung relevanten Informationen. Planung der optimalen Implantatposition unter prothetischen und anatomisch-chirurgischen Gesichtspunkten.
6. Implantatplanung mittels Raumvektoren und Vermessung der optimalen Position
7. Übertragung der Information zur Herstellung der Bohrschablone.

## 3D-Planungsprogramme

➤ Für die Nutzung der 3D-Bilddaten stehen drei Gruppen von Planungssystemen zur Verfügung:
  - Planungssysteme ohne Anbindung zur Schienenherstellung
  - Planungssysteme zur Herstellung von Bohrschablonen
  - Planungssysteme für die Anwendung der navigierten Implantatbettaufbereitung

➤ **Cave:** Die Referenzschablonen müssen vor der 3D-Bildgebung auf eine eindeutige Position überprüft werden, damit die Position im Mund während der radiologischen Aufnahme und der chirurgischen Anwendung identisch sind. Andernfalls kann keine präzise Anwendung erfolgen.

➤ Millimetergenaue und minimal invasive Positionierung von Zahnimplantaten durch nichtinvasive Kontrolle der Kieferkammsituation mit Vermeidung chirurgischer Komplikationen.

➤ Chirurgische und prothetische Umsetzung der Planung 1 : 1 mit optimaler Implantatpositionierung und passgenauem Zahnersatz.

➤ Indikation:
  - Mehrfachimplantationen im Kiefer bei komplexen implantatprothetischen Sanierungen
  - Implantationen im stark atrophierten Kieferknochen mit visueller Kontrolle der anatomisch relevanten Nachbarregionen (N. alveolaris inferior und Sinus maxillaris)
  - sofortprothetische Versorgungen mit Interimsimplantaten
  - sofortprothetische Versorgungen bei komplexen Behandlungsfällen mit definitiven Implantaten
  - minimal invasive Implantatsetzung mit geringer Traumatisierung von Schleimhaut und Knochen.

➤ Computergesteuerte Herstellung der Bohrschablone:
  - Simplant (Fa. Materilize, Leuven, Belgien, www.simplant.com)
  - Nobelguide (Fa. Nobel Biocare, Göteborg, Schweden)
  - Die Schablonen werden direkt auf Basis der Bilddaten erzeugt, somit ist bei der Bildgebung keine systemspezifische Referenz notwendig. Die Schablonen können entweder an der Restbezahnung fixiert werden oder auf dem Knochen aufliegend hergestellt werden. Durch die direkte Verarbeitung der 3D-Bilddaten für die Schablonenherstellung sind keine systemspezifischen Referenzen bei der Bildgebung notwendig. Für die Orientierung der prothetischen Anforderungen sollte ein Waxup mit radioopaken Strukturen ($BaSO_4$-Zähnen, Guttaperchastiften) bei der Aufnahme platziert sein. Die Aufbereitung der Bilddaten (Segmentierung) zur Nutzung im Planungsprogramm und die Herstellung der Schablonen erfolgen zentral beim Systemanbieter. Die Schablonen werden im Set für die Pilot-, Zwischen- und Endbohrer des verwendeten Systems angeboten.

➤ Umsetzung der 3D-Planungsdaten in zahntechnisch erstellte Bohrschablone:
  - Die beiden Planungssysteme:
    • coDiagnostiX (Fa. IVS, Chemnitz, www.ivs-solutions.com)
    • implant 3D (Fa. med3D, Heidelberg, www.med3d.com)
  - verwenden eine für das jeweilige System spezifische radioopake Referenz, die eine Übertragung der Position der Schablone bei den einzelnen Arbeitsschritten erlaubt. Bei der Bildgebung wird die Referenzschablone dem Patienten eingesetzt. Das Waxup wurde zuvor in eine radioopake Struktur umgesetzt. Bei der Aufnahme muss darauf geachtet werden, dass keine Streustrahlung die Abb. der Systemreferenz überlagert.
  - Die Bilddaten werden in den Programmen im Dicom-Format direkt eingelesen und können segmentiert werden. Eine Justierung und Überprüfung der Schablonen erfolgt durch die Einstellungen der Software.

– Nach Abschluss der Planung in der 3D-Darstellung der anatomischen und prothetischen Situation werden die Planungsdaten für die Verarbeitung beim Zahntechniker ausgegeben.
– Je nach System hat der Zahntechniker ein Positionierinstrument, bei dem durch Einstellung der Planungsparameter die Bohrschablone so positioniert wird, dass die jeweiligen Bohrhülsen nach einer Bohrung fixiert werden können.
– Eine Überprüfung der Hülsenrichtungen auf ein Kontrollblatt erlaubt die Prozesskontrolle.

➤ Umsetzung der 3D-Planungsdaten durch Navigationssysteme:
– Bei den Navigationssystemen:
  • Robodent (Fa. Robodent, Berlin, www.robodent.de)
  • denX (Fa. DenX, Jerusalem, Israel, www.denx.com)
  • artma (Fa. Baumgartner & Rath, München, www.medlibre.org/artma)
– wird die systemspezifische Referenz bei der Bildgebung für die Übertragung der Position und die Erkennung der anatomischen Strukturen bei der Operation verwendet. Eine Infrarotkamera sendet Lichtsignale, die über die Schablonenreferenz an die Kamera reflektiert (Robodent) oder über eine aktive Erkennung an der Schablonenreferenz (denX) an das Programm zurückgegeben werden. Am Winkelstück befindet sich jeweils auch eine Referenz. Die Position der Bohrerspitze wird über die Referenzschablone geeicht. Das Navigationsprogramm errechnet in Echtzeit die Position des Bohrers. Der Behandler kontrolliert am Bildschirm die reale Position des Implantatbohrers und passt die Implantatbettaufbereitung an die zuvor festgelegte optimale Position an.
– Bei der Verwendung von radioopaken Strukturen zur Darstellung des prothetischen Waxup müssen diese vor der Operation aus der Schablone entfernt werden, damit die freie Positionierung der Instrumente möglich ist.
– Die intraoperative Kontrolle durch die Darstellung der anatomischen Strukturen und der Position der Implantataufbereitungsinstrumente erfordert einen hohen apparativen Aufwand. Der gesamte zeitliche operative Aufwand bei der Anwendung der Navigationssysteme ist daher selten reduziert.
– Neben der Implantatbohrung kann auch die Implantatinsertion über das Winkelstück navigiert erfolgen. Die mit Hilfe der Navigation eingesetzten Implantate lassen sich durch die abgestimmte prothetisch orientierte Planung einfach zahntechnisch versorgen.

**Tabelle 6.1**    Vergleich der Planungssysteme

| Konventionelle Bohrschablone | 3D-Bohrschablone | Navigation |
|---|---|---|
| Planung auf Basis Modell und OPG | Planung durch 3D-Bildgebung | Planung durch 3D-Bildgebung |
| Umsetzung der Position nach individueller Erfahrung | Umsetzung der Position mittels Positioniergerät | Umsetzung intra operationem durch Echtzeitkontrolle auf PC |
| Keine räumliche Information | Kalibrierung Instrumente durch Zahntechniker | apparativer operativer Aufwand |
| Schnittstelle Zahnarzt – Zahntechniker | Schnittstelle Zahnarzt – Radiologe – Zahntechniker | Schnittstelle Zahnarzt – Radiologe – Zahntechniker |
| Kontrolle des Knochenangebots durch Aufklappung | Darstellung Knochenangebot durch 3D-Bildgebung | Darstellung Knochenangebot durch 3D-Bildgebung |
| Separate Dokumentation der Planung notwendig | Online-Dokumentation beim Zahntechniker | Online-Dokumentation beim Arzt eventuell intra operationem |
| Geringe Kosten | Kosten Zahntechnik und Bildgebung | Liquidation navigierte Planung sowie Insertion |

## Prinzip

Zu Beginn der chirurgischen Invasion ist sicherzustellen, dass alle für die erfolgreiche Durchführung des Wahleingriffs notwendigen Materialien und Instrumente vorhanden sind. Die Funktion der Geräte ist vor dem Eingriff zu testen. Entsprechend dem Umfang der Operation sind geeignete Maßnahmen zur Schmerzausschaltung zu wählen. Es muss gewährleistet sein, dass die Implantatplanung eindeutig umgesetzt werden kann.

## Vorbereitung: Materialien und Instrumente

➤ Skalpell, Langenbeck-Hacken
➤ Pinzetten: zahnärztlich, anatomisch, chirurgisch, evtl. Implantatpinzette für Kleinteile
➤ Raspatorium, Elevatorium, scharfer Löffel
➤ Implantate mit Ausweichgrößen
➤ Implantatinstrumentarium
➤ chirurgische Einheit mit NaCl-Kühlung
➤ evtl. Knochenersatzmaterial, Instrumente zur Knochenentnahme
➤ evtl. Membran, Material zur Fixation von Knochenersatzmaterial
➤ evtl. Instrumentarium zum Sammeln der Bohrspäne.

## Übertragung der Implantatplanung

➤ Zahnloser Unterkiefer:
Implantatposition wird von Schablone auf Schleimhaut übertragen, da nach dem Aufklappen keine Orientierung für Schablone gegeben ist. Perforation der Schleimhaut mit Sonde oder dünnen Spiralbohrer, um Position auf dem Kieferkamm festzulegen.
➤ Teilbezahnter Kiefer, zahnloser Oberkiefer:
– Die Schablone stützt sich auf der Restbezahnung oder am Gaumen ab. Freiräume der Schablone im vorgesehenen Operationsgebiet ermöglichen eine Mobilisation des Weichgewebelappens zur Insertion nach Darstellung des Knochenlagers.
– Bohrschablonen auf Basis von CT-Daten ermöglichen eine Platzierung direkt auf dem Knochenlager.

## Analgesie

Damit der Patient eine für die jeweilige Indikation maximale Schmerzausschaltung erfährt, sollte bei der Implantation eine Leitungsanästhesie gewählt werden. Eine terminale Anästhesie gerade im Unterkiefer vermindert nicht das Risiko einer Nervverletzung. Dies kann nur durch eine entsprechende präimplantologische Diagnostik ausgeschlossen werden.
➤ Einfache Implantation *ohne* Augmentation:
Dauer weniger als 45 min, nur ein orales Operationsgebiet
– Lokalanästhesie.
➤ Implantation und Augmentation *ohne* Knochenentnahme:
Dauer 45 – 90 min, nur ein orales Operationsgebiet
– Lokalanästhesie, eventuell Analgosedierung.
➤ Implantation und Augmentation *mit* Knochenentnahme:
Dauer 45 – 90 min, 2 oder mehr orale Operationsgebiete
– Lokalanästhesie und Sedierung empfohlen.
➤ Implantation und Augmentation *mit* Knochenentnahme oder Distraktion über mehrere Zahnbreiten:
Dauer über 90 min, 2 oder mehr orale Operationsgebiete
– Intubationsnarkose.

## Prinzip

➤ Folgende Parameter bestimmen die Art der Inzision:
  – Übersichtlichkeit des Operationsgebiets
  – ausreichende Weichgewebeabdeckung für augmentative Maßnahmen
  – Schonung der papillären Struktur, für ästhetische Weichgeweberekonstruktion.

## Aufklappen der Papillen

➤ **Indikation:**
  – Sofortimplantation bei vermeintlich erhaltener vestibulärer Wand, keine Notwendigkeit der Augmentation bei vorhandener Nachbarbezahnung.
➤ **Vorgehen:**
  – Inzision im Bereich der Papillen zur Revision der Alveole
  – Option zur lokalen Schnittführung mit Bildung eines Trapezlappens
  – Option der transgingivalen Einheilung.

## Parapapilläre lokale Schnittführung

➤ **Indikation:**
  – Sofortimplantation / verzögerte Implantation mit umschriebenem Alveolarfortsatzdefekt bei vorhandener Nachbarbezahnung
➤ **Vorgehen:**
  – Inzision im Bereich der proximalen Papillen zur Umschlagfalte unter Bildung eines Trapezlappens
  – bei nicht ausreichender Deckung Möglichkeit der begrenzten Periostschlitzung
  – keine Notwendigkeit der Augmentation mit xenogenem Material
  – subgingivale Einheilung nach erfolgter Augmentation.

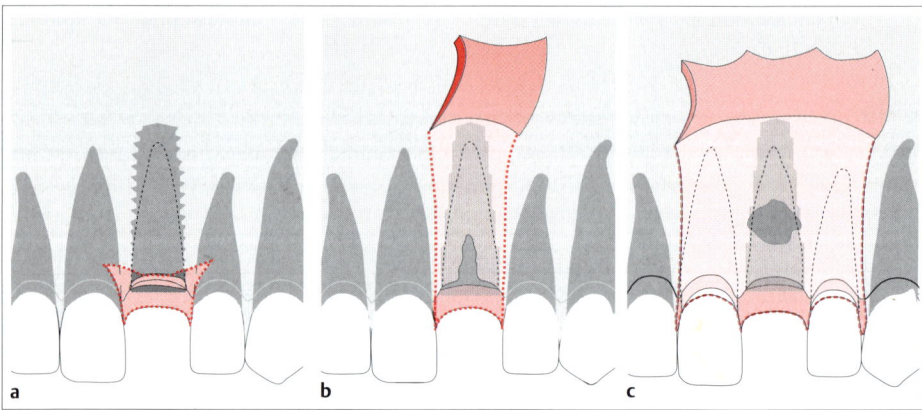

Abb. 7.**1 a – c**   Schnittführungen je nach Knochenangebot.
**a** Minimale Inzision bei breitem Kieferkamm oder dicker vestibulärer Lamelle bei der Sofortimplantation.
**b** Inzision im Bereich der Grenzen der Implantatregion bei umschriebenen Defekten oder der Notwendigkeit der Darstellung des Kieferkammes für die operative Übersicht.
**c** Extendierte Inzision über das Operationsgebiet bei Augmentation mit xenogenen Material oder Notwendigkeit der größeren Lappenmobilisation.

**Parapapilläre extendierte Schnittführung mit Bildung eines Trapezlappens bei der Sofortimplantation** ───────────

➤ **Indikation:**
  – Sofortimplantation / verzögerte Implantation mit Alveolarfortsatzdefekt bei vorhandener Nachbarbezahnung
➤ **Vorgehen:**
  – Inzision im Bereich der distalen Papillen der jeweiligen Nachbarzähne bis zur Umschlagfalte
  – Bildung eines ausgedehnten Trapezlappens
  – bei nicht ausreichender Deckung Möglichkeit der begrenzten Periostschlitzung
  – subgingivale Einheilung nach erfolgter Augmentation.

**Krestale Inzision bei ausreichend fixierter Schleimhaut bei der verzögerten Sofort- oder Spätimplantation** ───────────

➤ **Indikation:**
  – verzögerte Implantation mit ausreichend fixierter Schleimhaut, besonders im zahnlosen Kiefer
➤ **Vorgehen:**
  – Inzision auf der Kieferkammmitte
  – je nach Inzisionslänge Entlastungsschnitte
➤ **Cave** zahnloser Unterkiefer:
  – Bei hoch liegendem Foramen mentale Inzision nach lingual auslaufen lassen, um N. mentalis zu schonen.
  – Mediale Entlastungsschnitte jeweils zwischen Regio 1 und 2, damit für Ansatz der Zungen- und Lippenmuskulatur ein Steg erhalten bleibt. Durch Erhaltung der medianen Brücke werden die Ansätze der Muskulatur nicht vollständig gelöst. Die Erhaltung der fixierten Schleimhaut auf der Kieferkammmitte ist dadurch zu Sicherung der periimplantären keratinisierten Schleimhaut möglich (Türflügelschnitt nach Schmidinger).

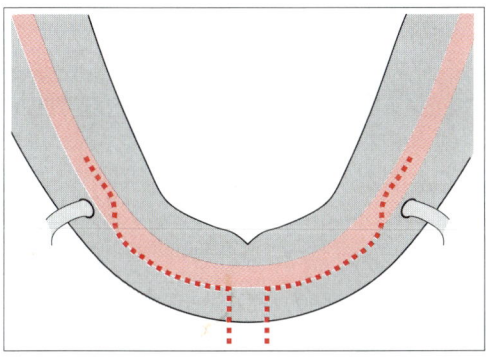

Abb. 7.**2**  Schnittführung in der Mitte der fixierten Schleimhaut im zahnlosen Unterkiefer mit Schonung des N. mentalis und paramedianen Entlastungsschnitten.

**Vestibulumplastik** ───────────

➤ **Indikation:**
  – verzögerte Implantation bei unzureichend fixierter Schleimhaut (Breite < 2 mm)
  – krestale subperiostale Augmentation ohne zusätzliche Membranabstützung mit zweischichtigem Wundverschluss.

➤ **Vorgehen:**
- Inzision in der Umschlagfalte
- Präparation eines Mukosalappens, Inzision des krestalen Periosts
- Präparation der Muskelansätze nach kaudal
- Insertion des Implantats, Fixation der Schleimhaut in der Umschlagfalte an Muskulatur/Periost.

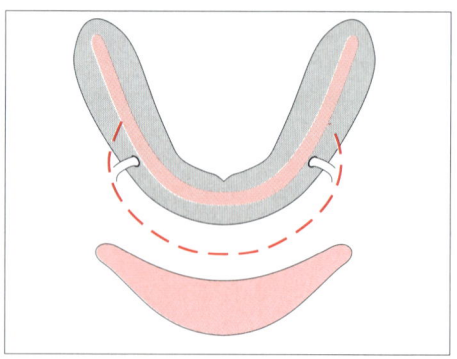

Abb. 7.**3** Schnittführung in der Mukosa in der Umschlagfalte unter Schonung des N. mentalis und des Lippenrotes.

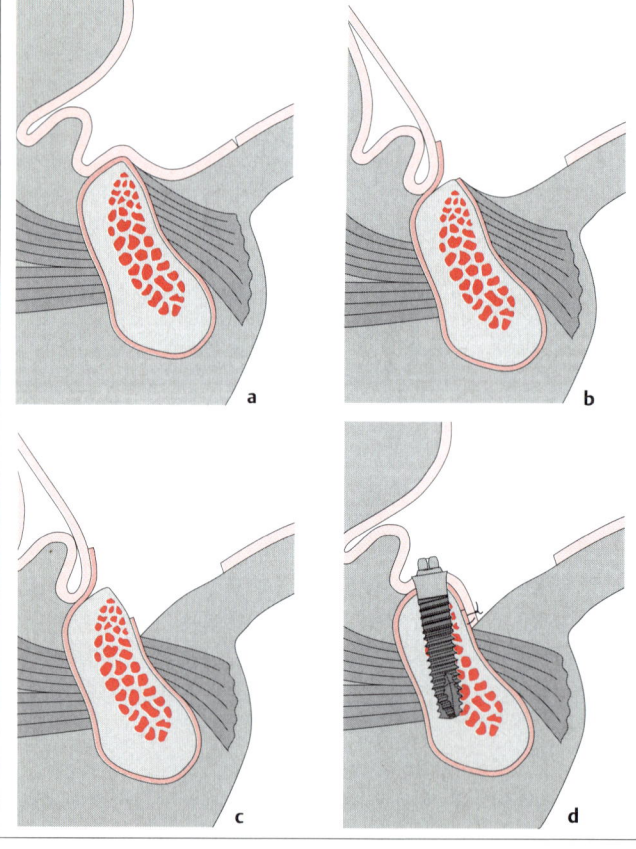

Abb. 7.**4a – d** Vorgehensweise bei der Vestibulumplastik.
**a** Vestibuläre Inzision in der Mukosa für eine Vestibulumplastik.
**b** Präparation eines Mukosalappens bis zum Kieferkamm und Bildung eines Mukoperiostlappen auf dem Kieferkamm bei simultaner Implantation.
**c** Mobilisation des submukösen Bindegewebes und der hohen Muskulaturansätze zur Ausformung des Vestibulums.
**d** Fixierung der Mukosa in der neu ausgebildeten Umschlagfalte mit resorbierbaren Nähten bei freier Granulation der Wundfläche.

## Vestibuläre Schnittführung

➤ **Indikation:**
- Anwendung zweizeitiger augmentativer Verfahren in horizontaler und vertikaler Dimension zur sicheren Weichgewebsheilung bei absoluter Augmentation.
- Distraktionsosteogenese.

➤ **Vorgehen:**
- Inzision ca. 1 cm vestibulär der Mukogingivalgrenze
- Präparation eines mukomuskuloperiostalen Lappen
- zweischichtiger Wundverschluss.

➤ **Cave:**
- Gefahr der Verletzung der Innervation von Ober- und Unterlippe sowie des Ductus parotideus
- starke intraoperative Blutung.

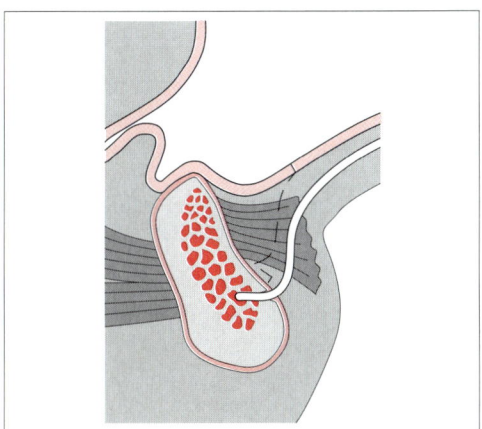

Abb. 7.5  Bildung eines mukomuskuloperiostalen Lappens für die vertikale und horizontale Augmentation.

## Prinzip

➤ Für die Präparation der Kavität werden in der Regel rotierende Instrumente verwendet.
➤ Innen gekühlte Instrumente reduzieren das Risiko der thermischen Schädigung.
➤ Einmalbohrer werden pro Patient verwendet und werden von einzelnen Anbietern für die gesamte Präparation angeboten.
➤ Mehrfachbohrer zeigen bei sachgerechter Pflege eine gute Standzeit bei guter Schneidleistung.
➤ Die verschiedenen Systeme weisen unterschiedliche Bezeichnungen für die jeweiligen Instrumente auf, die Funktionsweise ist oftmals gleich.
➤ Die optimale Umdrehungszahl der rotierenden Instrumente liegt in der Regel zwischen 500 und 1.500 UpM und wird durch das jeweilige Design der Bohrer bestimmt. Daher sind die empfohlenen Geschwindigkeiten der Hersteller zu beachten.
➤ **Cave** bei sehr starker Kortikalis:
   – auf ausreichenden Abtransport der Bohrspäne aus den Spanräumen der Bohrer achten
   – bei großvolumigen Implantaten maximal 500 UpM.

## Vorgehen

➤ Pilotbohrung:
   – Bestimmung der Implantatposition mittels eines dünnen Spiral- oder Rosenbohrers, Durchmesser ca. 1 – 2 mm
   – Diese Bohrung kann vor der Weichgewebeaufklappung transgingival erfolgen, damit die Orientierung der Bohrschablone nicht durch den Weichgewebelappen verändert wird.
➤ Markierung der Kortikalis:
   – Mittels eines Rosenbohrers wird die krestale Kortikalis perforiert, um ein sicheres Ansetzen der Bohrer zu gewährleisten
   – Durchmesser ca. 3 – 4 mm.
➤ Vorbohrung:
   – 1. Tiefenbohrung mit Festlegung der Achsrichtung und Tiefen der Implantatkavität
   – intermittierendes Einbringen des Bohrers für Achsorientierung und Beurteilung der Knochenqualität
   – bei multiplen Implantationen Ausrichtung beachten und Bohrschablone, Parallelisierungspfosten oder Aufbauten verwenden.
➤ Zwischenbohrung:
   – Je nach Enddurchmesser sind unterschiedliche Zwischenbohrer zu verwenden.
➤ Endbohrung:
   – Die Endbohrung sollte nicht intermittierend durchgeführt werden, um die höchste Präzision der Kavität zu erreichen.
   – Je nach krestalem Design ist die Anwendung von Versenkbohrern notwendig, um eine passgenaue Insertion der Implantate zu ermöglichen.
   – Die finale Präparation der Kavität wird durch Messimplantate überprüft.

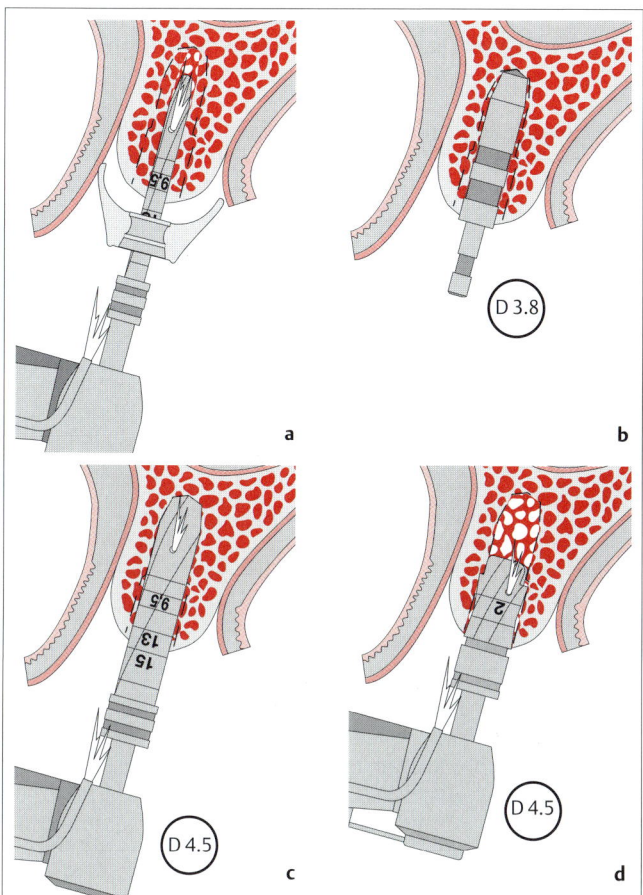

Abb. 7.**6 a – d** Schrittweises Vorgehen der Implantatbettaufbereitung.

**a** Durch Bohrschablone geführte Vorbohrung nach Aufklappen des Weichgewebes.

**b** Überprüfung der Implantatkavität mit Parallelisierungspfosten bezüglich Tiefe und Richtung.

**c** Schrittweise Erweiterung der Implantatkavität mit Systembohrer auf definitiven Durchmesser.

**d** Finale Aufbereitung durch Konditionierung des krestalen Anteils des Implantatlagers.

➤ Kortikalispräparation:
  – Bei verschiedenen Systemen wird bei sehr starker Kortikalis eine zusätzliche Präparation empfohlen, um die Rückstellung der Kortikalis zu kompensieren.
➤ Gewindepräparation:
  – Sofern das Implantat kein selbstschneidendes Gewinde aufweist, wird der Gewindeschneider angewendet.
  – Bei selbstschneidenden Gewinden ist im sehr harten Knochen (z. B. hoch atropher Unterkiefer) die Anwendung von Gewindeschneidern empfehlenswert.

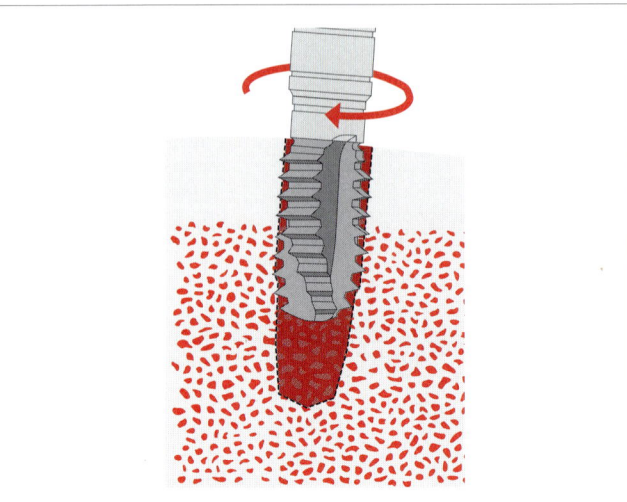

Abb. 7.**7**    Schonendes Aufbereiten der Kortikalis mit einem Gewindeschneider für ein Schraubenimplantat.

## Prinzip

➤ Die Insertion der Implantate sollte immer mit der größtmöglichen Primärstabilität erfolgen.
➤ Bei subgingival einheilenden Implantaten muss die Knochenkante so abschließen, dass die Verschlussschraube später sicher entfernt werden kann.
➤ Schraubenimplantate dürfen bei der Insertion keine zu hohen Drehmomente entwickeln, sonst besteht die Gefahr der Beschädigung der Implantatanschlussgeometrie.
➤ Zylinderimplantate dürfen nur mit geringem Impuls inseriert werden, sonst wird der Knochen lokal traumatisiert und später resorbiert.

## Vorgehen bei Zylinderimplantaten

➤ Implantate gemäß Angaben des Herstellers aus der Verpackung entnehmen
➤ Mit Pinzette initial in die Kavität einsetzen
➤ mit Setzinstrument einklopfen
➤ Einbringadapter entfernen.

## Vorgehen bei Schraubenimplantaten

➤ Implantate gemäß Angaben des Herstellers aus der Verpackung entnehmen und mit Eindrehinstrument verbinden
➤ Implantat in Kavität einsetzen
➤ mit ca. 10 – 20 UpM eindrehen
➤ Drehmoment zwischen 20 und max. 50 Ncm
➤ Bei sehr hohem Drehmoment nach wenigen Umdrehungen: Insertion abbrechen und Kavität mit Kortikalisbohrer weiter aufbereiten.

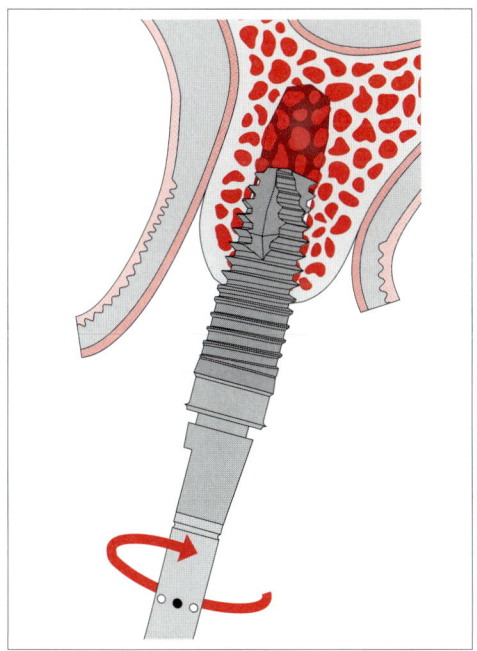

Abb. 7.**8** Sicheres Eindrehen der Schraubenimplantate mit Ausrichtung der Rotationssicherung durch Markierung auf dem Implantat-Eindrehinstrument.

## Krestale Position des Implantatanschlusses

➤ Zur Weichgewebeanlagerung wird an jedem Implantat eine Zone von 1 – 2 mm benötigt (biologische Breite). Werden subgingivale Implantate unter Knochenniveau eingesetzt, kommt es nach der Eröffnung zu initialem Knochenabbau, dessen Ausmaß von der Versenktiefe der Implantate und dem krestalen Design abhängt. Dadurch vergrößert sich der prothetische Hebel durch eine Verlängerung der Krone bei gleichzeitiger Reduzierung der knöchernen Verankerung.

➤ Folgende Parameter bestimmen die Versenktiefe:
   – ästhetische Versorgung bei dünner Schleimhaut:
     *Implantatoberkante auf Knochenniveau*
   – ästhetische Versorgung bei > 2 mm dicker Schleimhaut sowie
   – Versorgung im nicht ästhetisch relevanten Bereich:
     *Implantatoberkante 0,5 mm über Knochenniveau*
   – Versorgung im nicht ästhetisch relevanten Bereich bei Implantatlängen < 10 mm:
     *Implantatoberkante 1,0 mm über Knochenniveau.*

## Prinzip

> Verschluss der Implantate während der Einheilphase oder der Dauer der Herstellung der prothetischen Versorgung. Schutz der Implantatanschlussgeometrie und Rotationssicherung vor Beschädigung, Einwachsen von Gewebe oder Kontamination.
> Dichte Wundadaptation zum Verschluss der offenen Knochenwunde.

## Vorgehen

> Nach Entnahme des Insertionsintruments Spülung des Implantatlumens mit NaCl-Lösung.
> Bei großen Kavitäten Applikation von steriler Vasiline oder antibiotischer Salbe.
> Applikation der Verschlussschraube.
> Sofern die Verschlussschraube eine Öffnung für Eindrehinstrumente aufweist, sollte hier ebenfalls Vaseline oder eine niedrig viskose Paste appliziert werden, um eine Fremdkörperreaktion in diesem Hohlraum auszuschließen.
> Wundverschluss durch Einzelknopfnähte bei spannungsfreier Adaptation.
> Bei Mobilisierung des Lappens durch Periostschlitzung Adaptation durch Rückstichnähte.
> Bei offener Einheilung trans- oder subgingivaler Implantate mit Gingivaformer oder bereits eingesetztem Sekundärteil müssen die Wundränder bei krestaler Inzision halbmondförmig präpariert werden.

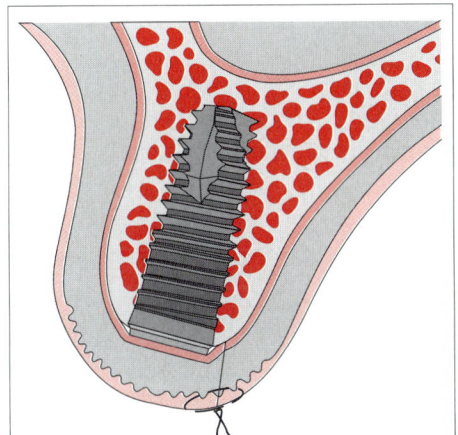

Abb. 7.**9** Günstige Konditionierung des Weichgewebes durch flache Verschlussschraube bei Implantat mit innen liegender Rotationssicherung.

## Prinzip

Kontrolle des Heilungsverlaufs, Erkennen von Risiken, die das Erreichen der Osseointegration gefährden.

## Vorgehen

➤ Wundkontrolle am 2. oder 3. postoperativen Tag:
  – Mundhygieneinstruktion
  – Desinfektion der Wunde mit $H_2O_2$, ggf. Chlorhexidingel.
➤ Nahtentfernung 8 – 10 Tage postoperativ:
  – Kontrolle des Interimsersatzes, dieser darf sich nicht auf der Schleimhaut über der Verschlussschraube abstützen
  – Kontrolle auf Perforation des Weichgewebes
  – besonders bei Einzelzahnimplantaten Auflage des Interimsersatzes an den Nachbarzähnen (z. B. mittels Maryland-Brücke)
  – weich bleibende Unterfütterung des Zahnersatzes.
➤ Kontrolle 4 – 6 Wochen postoperativ:
  – Mundhygiene bei offener Einheilung
  – Kontrolle auf Perforation des Weichgewebes
  – Ausschluss einer prothetischen Belastung auf Implantat/Augmentat
  – Erneuerung der weich bleibenden Unterfütterung des Zahnersatzes.

## Arten von Interimsversorgungen

➤ Miniplastschiene mit Prothesenzähne
➤ Klammerprothesen mit Halte- und Stützklammern
➤ Maryland-Brücke aus Kunststoff oder metallverstärkt
➤ herausnehmbarer Zahnersatz mit Stabilisierung durch temporäre Implantate.

➤ **Prinzip:**
- nonablative, formkongruente Implantatbettpräparation und Schaffung einer Alveolarkammextension mit Verdichtung der Spongiosa an der Knochen-Implantat-Schnittstelle.

➤ **Ziel:**
- Alveolarkammextension horizontal bei schmalen transversalen Knochenangebot

➤ **Indikation:**
- Schmale Alveolarkämme mit einer Mindestbreite von ca. 3 mm und Knochen der Dichteklasse D3 und D4 nach Misch

➤ **Material:**
- chirurgisches Standardinstrumentarium
- Knochenspreizer, z. B.:
  • Osteotom Set (Fa. Steri Os)
  • Summers Osteotom Set (Fa. Implant Innovations)
  • Knochenspreizer (Fa. Ustomed)
  • Dilatatoren Set (Fa. Osteo Ti)
  • Bone condenser (Fa. Dentsply Friadent)
- Implantatinstrumentarium des jeweiligen Herstellers

**Operative Technik** ──────────────────────

➤ **1. Schnittführung:**
- Nach oral versetzte Schnittführung im geplanten Implantationsbereich, welche im Bereich der Nachbarzähne im Sulcus gingivae fortgeführt wird.
- Im zahnlosen Alveolarbereich wird mit kurzen, vestibulären Entlastungsschnitten gearbeitet.

➤ **2. Schlitzung der Kortikalis:**
- Die bedeckende Kortikalis wird mit einer feinen Lindemann-Fräse oder Diamantscheibe in mesiodistaler Richtung in einer Breite von ca. 2–4 mm geschlitzt.

➤ **3. Schaffung einer Pilotbohrung:**
- Im Zentrum des Alveolarfortsatzes wird eine feine, initiale Pilotbohrung mit einer grazilen Lindemann-Fräse vorgenommen.

➤ **4. Einsatz der Knochenspreizinstrumente:**
- Die Anwendung der Instrumente erfolgt immer sukzessive in aufsteigender Größe per Hand oder mit vorsichtigen Hammerschlägen über das Arbeitsende des Instruments entlang des Pilotkanals bis zur gewünschten Aufbereitungstiefe.
- Die Spreizung und Kondensierung des Knochens erfolgt durch vorsichtige Dreh- und Schwenkbewegungen.
- Hierbei wird der Knochen soweit aufgedehnt, bis das nachfolgende Instrument zu ca. einem Drittel eingeführt werden kann.
- Beendigung des Verfahrens, wenn auf der Kammhöhe der Durchmesser des zu inserierenden Implantats erreicht ist.
- **Merke:** Schwierig zu handhaben sind Unterkiefer-Alveolarfortsätze mit sehr ausgeprägter kortikaler Begrenzung und nur schmalem spongiösem Zentrum. Hier wird dann die geschaffene kortikale Längsschlitzung ggf. an den Enden T-förmig erweitert.

➤ **5. Präparation des Implantatbettes:**
- letzte Präparationsschritte mit dem jeweiligen Norminstrumentarium des Herstellers und Einsetzen des Implantats (spezifisches Instrumentarium nach den Angaben des Implantatherstellers benutzen)

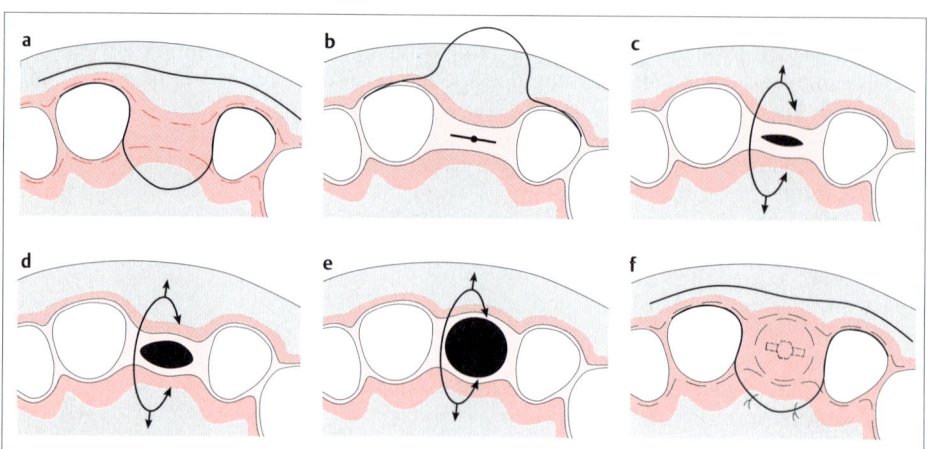

Abb. 8.**1 a – f**   „Bone spreading".
**a**   Nach vestibulär gestielte, marginale, palatinale Schnittführung für Mobilisation und Deckung des verbreiterten Kieferkammes.
**b**   Osteotomie des Kieferkammes mit einer Lindemann-Fräse im zentralen Bereich mit anschließender Pilotbohrung.
**c – e**   Schrittweise Aufdehnung des Kieferkammes durch rotierende und schwenkende Bewegungen der Instrumente.
**f**   Nahtverschluss nach tiefer und breiter Entlastung des Mukoperiostlappens durch Periostschlitzung.

➤ **6. Nahtverschluss:**
  – Durch Einzelknopfnähte und ggf. Matratzennaht erfolgt der Wundverschluss.
  – Bei sehr stark aufgeweitetem Knochen wird der primäre Wundverschluss durch eine Periostschlitzung des Lappens erleichtert.
➤ **7. Nachbehandlung:**
  – Nahtentfernung nach 5 – 7 Tagen
  – Reinigung des Wundgebiets mit $H_2O_2$ 3 %.

➤ **Prinzip:**
- nonablative, formkongruente Implantatbettpräparation mit einer Verdichtung der Spongiosa im Bereich der Knochen-Implantat-Schnittstelle.

➤ **Ziel:**
- dichtere Knochen-Implantat-Schnittstelle und primärstabile Implantation
- Alveolarkammextension horizontal und vertikal bei ausgeprägt schmalem transversalem und geringem vertikalem Knochenangebot.

➤ **Indikation:**
- Knochen der Dichteklasse D3 und D4 nach Misch zur Verbesserung der Primärstabilität des Implantats
- schmale Alveolarkämme mit einer Mindestbreite von ca. 3 mm
- geschlossener Sinuslift, d. h. Anhebung des Sinusbodens ohne lateralen Zugang mit einer vertikalen Knochenhöhe von mindestens 6 mm im Oberkiefer-Seitenzahnbereich, zur Insertion von mindestens 10 mm langen Implantaten aus funktioneller Sicht.

➤ **Material:**
- chirurgisches Standardinstrumentarium
- Bone Condenser, z. B.:
  • Summers Osteotom Set (Fa. 3I Implant Innovations)
  • Bone Condenser (Fa. Dentsply Friadent)
  • Osteotom Set (Fa. Nobel Biocare)
- Implantatinstrumentarium des jeweiligen Herstellers
- entsprechender Hammer
- xenogenes Knochenersatzmaterial (z. B. Algipore, Bio-Oss).
- autologe Knochenspäne

## Operative Technik

➤ **1. Schnittführung:**
- nach palatinal versetzte Schnittführung im geplanten Implantationsbereich, die im Bereich der Nachbarzähne im Sulcus gingivae fortgeführt wird (ggf. vestibuläre Entlastungsschnitte)
- krestale Entlastungsschnitte im zahnlosen Alveolarbereich.

➤ **2. Initialer Präparationsschritt:**
- Die initiale Präparation der Kavität erfolgt beim geschlossenen Lift mit dem Instrument des kleinsten Durchmessers nach vorangegangener Körnung der geplanten Implantationsstelle mittels feinem Rosenbohrer und einer initialen Mobilisation des Kieferhöhlenbodens (Abb. 8.**2**).
- Bei ausschließlicher Alveolarkammerweiterung erfolgt der initiale Schritt mit einer Pilotbohrung (grazile Lindemann-Fräse).
- **Merke:** Der erfahrene Implanteur kann bei der Penetration der Kompakta durch die 1. Fräse am Widerstand der darunter liegenden Spongiosa die Strukturqualität des Knochens einschätzen.

➤ **3. Einsatz der Bone Condenser:**
- Die Anwendung der Instrumente erfolgt immer sukzessive in aufsteigender Größe mit vorsichtigen Hammerschlägen streng in axialer Richtung und unter Beachtung einer Dehnungszeit des Knochens von etwa 3 min.
- Mit Hilfe von Knochenersatzmaterialien kann zusätzlich zu der Spongiosa aus der Nachbarregion der Sinusboden intern eleviert werden.
- Beendigung des Verfahrens, wenn auf der Kammhöhe der Durchmesser und die gewünschte Länge des zu inserierenden Implantats erreicht ist.

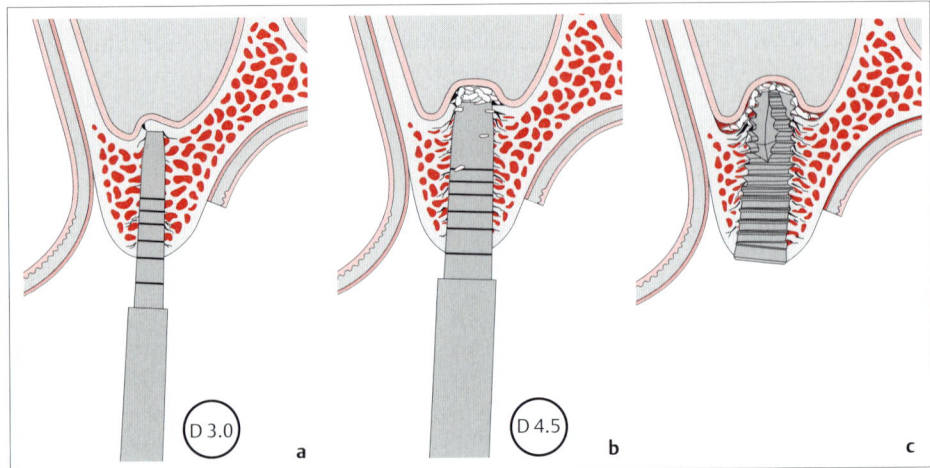

Abb. 8.**2a–c**  „Bone condensing".
**a** Nach der initialen Aufbereitung wird das Pilotinstrument für bis zu 2 mm Abstand zum Kieferhöhlenboden platziert, ohne den Knochen in dieser Regio zu mobilisieren.
**b** Schrittweises Aufbereiten mit zirkulärer Verdichtung und basaler Anhebung der Kieferhöhlenschleimhaut.
**c** Nach Anhebung und Augmentation im Bereich der Kieferhöhlenschleimhaut durch nicht komprimierbares Knochenersatzmaterial erfolgt die Implantatinsertion.

- **Merke:** Bei Überschreitung der Indikation ist eine Kompression der intraossären Gefäße und damit eine Verminderung der Blutversorgung des OP-Gebiets möglich (Komplikation bei der Einheilung des Implantats mit krestalen Knochenverlust oder Ausbleiben der Osseointegration).
- **Wichtig:** psychologische Führung und Kommunikation mit dem Patienten während des Eingriffs, d. h. vorsichtige Hammerschläge auf das Instrument und deren vorherige Ankündigung.
➤ **4. Implantation:**
- Insertion eines primär stabilen Implantats durch letzte Präparationsschritte mit dem Norminstrumentarium des jeweiligen Herstellers.
➤ **5. Nahtverschluss:**
- Wundverschluss durch Matratzen- und Einzelknopfnähte.
- Bei sehr stark aufgeweitetem Knochen wird der primäre Verschluss durch eine Periostschlitzung des Lappens erleichtert.
➤ **6. Postoperative Kontrolle:**
- OPG und NNH-Aufnahme
- Aufrechterhaltung der präoperativ eingeleiteten antibiotischen Kurzzeitprophylaxe (Sobelin 300 3 ×/d oder Augmentan 4 ×/d) bis zur Nahtentfernung
- Rp.: Chlorhexidin 3 ×/d
➤ **7. Nachbehandlung**

➤ **Prinzip:**
- prä- oder intraimplantologische Osteotomie des kollabierten Alveolarfortsatzes in der Ebene des Zahnbogenverlaufs mit anschließender Mobilisierung eines periostgestielten Knochensegmentes in transversaler Richtung und entsprechender Stabilisierung der gewonnenen Alveolarfortsatzbreite.

➤ **Ziel:**
- Verbreiterung des Alveolarfortsatzes in Form einer präimplantologischen Osteoplastik oder intraimplantologischen Osteoplastik (segmentales „bone splitting") mit der Möglichkeit einer Implantatinsertion in den eigenraumgeschaffenen Defekt.

➤ **Indikation:**
- singuläre oder mehrfache Implantationen in stark atrophierte Kieferkämme mit einer Mindestknochenstärke von ca. 2 mm und Mindestknochenhöhe von 10 mm – präimplantologische Verbreiterung des stark atrophierten Kieferkammes mittels Interpositionstechnik.

➤ **Material:**
- chirurgisches Standardinstrumentarium
- diamantierte Trennscheiben
- klingenartige, flache Osteotommeißel (Mindestbreite am Arbeitsende ca. 5 mm)
- Osteotom-Sets – Beispiele: Dilatatoren Set (Fa. Osteo Ti), Crestosplit Set (Fa. J. van Straten)
- entsprechender Hammer
- xenogenes Knochenersatzmaterial
- autologe Knochenspäne

## Operative Technik

➤ **1. Schnittführung:**
- nach oral versetzte Schnittführung im geplanten Implantationsbereich, die im Bereich der Nachbarzähne im Sulcus gingivae fortgeführt und nach vestibulär entlastet wird.

➤ **2. Schlitzung der Kortikalis:**
- Die bedeckende Kortikalis wird in der Mitte des Alveolarkammes mit einer feinen diamantierten Trennscheibe geschlitzt (Sicherheitsabstand zu den Nachbarzähnen mindestens 1 mm). Die Osteotomie wird anschließend mesial und distal der geplanten Implantatposition rechtwinklig durch die vestibuläre Kortikalislamelle bis an die Basis des Alveolarfortsatzes weitergeführt.

➤ **3. Erweiterung der Osteotomie und lamelläre Spaltung des Kieferkammes:**
- Mit einem klingenartigen Flachmeißel (ca. 5 mm Breite am Arbeitsende) wird das Meißelblatt genau in der Kammmitte mit dosierten Hammerschlägen ca. 3 – 4 mm versenkt.
- Unter vorsichtiger Spreizung der vestibulären und palatinalen Knochenlamelle in transversaler Richtung wird der entstandene Doppelwinkel-Osteotomiespalt sukzessive flächig aufgedehnt.
- Die so geschaffene Aufdehnung des Alveolarkammes wird um 8 – 10 mm apikalwärts vertieft und gegen die mit Fingerdruck gesicherte palatinale (oder linguale) Knochenwand wird die vestibuläre Lamelle an ihrer apikal gelegenen Basis vorsichtig chirurgisch frakturiert und disloziert: Erzeugung einer längsseitigen Grünholzfraktur.
- **Merke:** Beide entstehenden Knochenblätter müssen stets mit der ernährenden Basis verbunden bleiben. Eine Ausweitung der Osteotomiespaltlinie in den parodontalen Bereich der Nachbarzähne sollte vermieden werden.

➤ **4. Präparation des Implantatbettes:**
- In die verbleibende Spongiosa des apikalsten nichtfrakturierten Teils des Kieferknochens (hauptsächlich palatinale Lamelle) werden die letzten Präparationsschritte mit dem jeweiligen Norminstrumentarium vorgenommen und das Implantat wird primär-

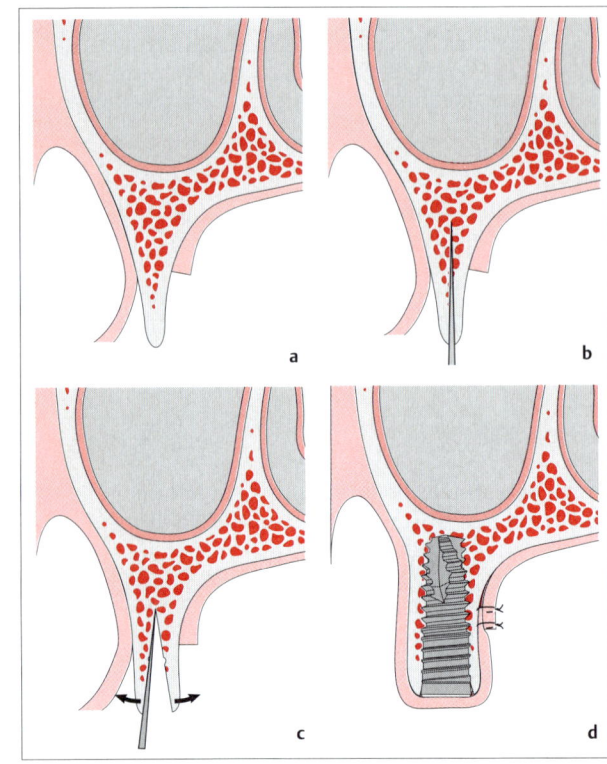

Abb. 8.**3a–d** Alveolarkamm-Spaltosteotomie.
**a** Palatinale Schnittführung zur Darstellung des Kieferkammes.
**b** Initiale Osteotomie und Einbringen des Meißels für das „bone splitting".
**c** Sukzessive Dehnung der Knochenlamellen zur Verbreiterung des Kieferkammes.
**d** Implantatinsertion mit jeweils 1 – 1,5 cm periimplantärem Knochen.

stabil verankert (spezifisches Instrumentarium nach den Angaben des Implantatherstellers benutzen).
– Zusätzlich kann die vestibuläre Knochenlamelle mittels Miniplatten-Osteosynthese stabilisiert werden.
➤ **5. Augmentation:**
– Zur Verbesserung der knöchernen Regeneration und schnelleren Einheilung des Implantats sollten die entstehenden periimplantären und interlamellären Hohlräume mit gewonnener Spongiosa und bei Bedarf mit einem geeigneten xenogenen Ersatzmaterial (z. B. Bio-Oss) mittels vorsichtiger Kondensation aufgefüllt werden.
➤ **6. Nahtverschluss:**
– Der Wundverschluss erfolgt durch exakt adaptierte Einzelknopf- und vertikale Matratzennähte.
– Bei Dehnungsproblemen erfolgt die Mobilisierung des Periosts an der Alveolarfortsatzbasis.
– **Merke:** Der ernährende Mukoperioststiel der mobilen vestibulären Knochenlamelle muss unbedingt erhalten bleiben. Je dünner die deckende Knochenschicht, desto größer ist das Risiko der Knochenresorption.
➤ **7. Nachbehandlung:**
– Nahtentfernung nach 7 Tagen
– Reinigung des Wundgebiets mit $H_2O_2$ 3 %
– Aufrechterhaltung der präoperativ eingeleiteten antibiotischen Kurzzeitprophylaxe (Sobelin 300 3 ×/d oder Augmentan 4 ×/d) bis zur Nahtentfernung
– Rp.: Chlorhexidin 3 ×/d.

➤ **Prinzip:**
  – kontrollierter, graduierter vitaler Knochentransfer mittels zuvor durch Osteotomie separierter Knochensegmente.

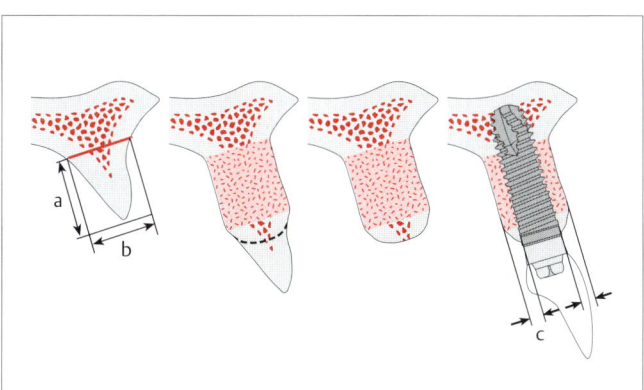

Abb. 8.**4**  Abfolge bei der Distraktionsosteogenese mit Überdistraktion extrem atrophierter Areale bei genügend breiter Basis für eine Positionierung ausreichend dimensionierter Implantate.
a Höhe Segment > 4 mm
b Breite Segment > 7 mm
c vestibulärer Knochen
   > 1,5 bis 3 mm Implantat

➤ **Ziel:**
  – primärstabile Implantation ohne präimplantologische Augmentation bei sehr geringem vertikalem Knochenangebot.
➤ **Indikation:**
  – partielle ausgeprägte vertikale Atrophie des Kieferkammes bei ausreichendem transversalen Knochenangebot mit Implantation nach 3 Monaten ohne präimplantologische oder simultane Augmentation
  – vertikale Alveolarhypoplasie
  – lokalisierter offener Biss
  – retinierte Zähne, die in den Zahnbogen eingeordnet werden sollen.
➤ **Kontraindikation:**
  – inadäquates transversales Knochenangebot
  – Oberkiefer-Seitenzahnbereich bei unzureichendem Knochenangebot
  – eingeschränkte Compliance des Patienten
  – Osteoporose
  – allgemeine Kontraindikationen bei Implantation.
➤ **Material:**
  – chirurgisches Standardinstrumentarium
  – feine Knochenmeißel verschiedener Größen
  – stumpf endende Präparierschere
  – diamantierte Trennscheiben
  – oszillierende Säge oder Stichsäge
  – vertikaler Distraktor des jeweiligen Herstellers je nach Distraktionslänge und Knochenverlust
  – monokortikale Osteosyntheseschrauben verschiedener Länge (4 – 5 mm) mit 1,5 mm Durchmesser
  – Distraktionsschraubenzieher
  – Bipolator
  – Biegezange und Knochenvorbohrer des jeweiligen Herstellers.
➤ **Merke:** Ein Kallus ist das zunächst faserige Keimgewebe, das sich nach Knochenbrüchen bildet und von Periost und Mark ausgeht. Dieses verwandelt sich allmählich in geflechtartiges Knochengewebe (Osteoid), um dann zu lamellärem Knochengewebe auszureifen.

## Operative Technik im interforaminärem Bereich

➤ Anästhesie:
– Je nach Größe der Osteomie und Bezug zu anatomisch schützenswerten Strukturen ist vorzugsweise Intubationsnarkose oder alternativ Lokalanästhesie zu wählen.
➤ Schnittführung:
  – Der Eingriff wird über eine trapezförmige Schnittführung eingeleitet.
  – Darstellung des OP-Gebiets über einen nach vestibulär gestielten Mukoperiostlappen.
➤ Mit den spreizenden Bewegungen einer stumpf endenden Präparierschere wird aus Sicherheitsgründen der N. mentalis dargestellt.
➤ Adaptation des Distraktors und Markierung des auseinanderzuziehenden Knochensegments:
  – Der vertikale Distraktor wird nun mit einer entsprechenden Biegezange dem OP-Gebiet angepasst und die richtige Lage bestimmt.
  – Mit einem Pilotbohrer werden durch die Mikroplatten auf beiden Seiten des Distraktors die Löcher für die später aufzunehmenden Osteosyntheseschrauben geschaffen und der Distraktor fixiert.
  – Das zu distrahierende Knochensegment wird mit einem feinem Rosenbohrer in Position des Distraktors angezeichnet.

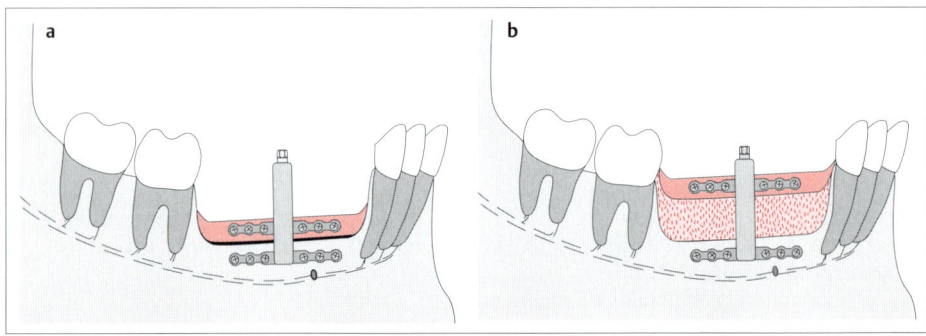

Abb. 8.**5 a, b**   Distraktion im atrophierten Kiefer.
**a** Adaptation des Distraktors im atrophierten Kiefer zur Definition der Osteotomielinie.
**b** Erreichen der geplanten Distraktionshöhe mit Formation des Kallusgewebes.

➤ Osteotomie:
  – Nach Lösung des Distraktors erfolgt die bikortikale Osteotomie des geplanten Knochensegments.
  – Mit einer feinen Lindemann-Fräse wird punktuell die gedachte kastenförmige Osteotomielinie angekörnt.
  – Die so geschaffenen Hilfspunkte können nun mit einem fein schneidenden Osteotomiewerkzeug (oszillierende Säge, diamantierte Trennscheibe oder Stichsäge) verbunden werden.
  – Durch beidseitige, leicht konische, vertikale Osteotomielinien lassen sich untersichgehende Bereiche im Knochensegment vermeiden.
  – Die finale Osteotomie erfolgt mit speziellen Feinmeißeln oder einer Knochensäge lingual. Der entstandene kortikospongiöse Span wird vorsichtig gelöst und auf die erforderliche komplette Mobilität kontrolliert.

➤ **Merke:** Durch digitale Palpation von lingual verhindert der erfahrene Operateur während der Trennung der lingualen Kortikalis eine Verletzung von Gefäß und Nerv. Starke linguale Blutungen können mittels bipolarer Elektrokoagulationspinzette kontrolliert gestillt werden.

➤ Fixation des Distraktors:
  – In die vorbereiteten Pilotbohrungen des auseinanderzuziehenden und des ortsständigen Knochens erfolgt nun die monokortikale Fixation des Distraktors mit entsprechenden Osteosyntheseschrauben.
  – Anschließend wird der Distraktor auf seine korrekte Position (Gegenbezahnung) und Funktion (Vektorkontrolle) überprüft.
  – Nach Fixation des Distraktors wird zwischen dem ortsständigen und dem zu distrahierenden, mobilen Knochensegment ein Spalt von ca. 2 mm belassen.

➤ Nahtverschluss und postoperative Versorgung:
  – Der Wundverschluss erfolgt mit Einzelknopfnähten und horizontalen Matratzennähten.
  – Das OP-Ergebnis wird röntgenologisch kontrolliert.
  – Ein doppelter Kinnpflasterverband mittels Leukoplast zur Schwellungsprophylaxe wird angelegt.
  – Die postoperative Gabe eines Antibiotikums (Isocillin 1,2 Mega 3 ×/d oder Sobelin 300 3 ×/d) und eines Schmerzmittels (Diclofenac oder Ibuprofen) für 1 Woche wird empfohlen.

➤ Nahtentfernung nach 7 Tagen.

➤ Distraktionsablauf:
  – Start 7 Tage nach der Operation (Organisierung des Hämatoms)
  – Distraktion mit speziellem Schraubendreher durch den Patienten: 1 mm pro Tag entsprechend 2 vollen Umdrehungen
  – Wundreinigung $H_2O_2$ 3 % oder Chlorhexidin.

➤ Konsolidierung-/Retentionsphase: 12 Wochen nach Erreichen der gewünschten Distraktionshöhe (Abb. 8.**5b**).

➤ Unter lokaler Anästhesie erfolgt die Distraktorentfernung und schließlich die bikortikale, primärstabile Implantation. Implantatprothetische Versorgung nach den üblichen Einheilzeiten.

➤ **Merke:** Bei ungünstigen Schleimhautverhältnissen im Distraktionsbereich empfiehlt sich nach der Distraktorentfernung eine um 4 Wochen verzögerte Implantation, um einen adäquaten Wundverschluss bei subgingival einheilenden Implantaten zu gewährleisten.

## Vorteile der Distraktionsosteogenese

➤ Verkürzte Behandlungsdauer im Vergleich zur präimplantologischen Augmentation
➤ kaum Knochenresorptionen
➤ keine zusätzliche Knochenentnahme
➤ weichgewebegestielter, kontrollierbarer vitaler Knochentransfer.

## Risiken der Distraktionsosteogenese

➤ Verlust des Distraktionsvektors mit Absinken des Segmentes nach lingual oder palatinal, bei unzureichender Stabilisierung
➤ Fraktur des Unterkiefers, bei nicht bogenförmiger Präparation des Segmentes
➤ Verlust des Segmentes, bei nicht vestibulär durchgeführter Schnittführung

➤ **Prinzip:**
  – Implantation von sog. Interimsimplantaten mit ultrakleinem Durchmesser (2 mm).

➤ **Ziel:**
  – festsitzende provisorische Sofortversorgung mit temporärem Brückenersatz während der Einheilphase der definitiven Pfeiler
  – Kraftabsorber bei Totalprothesen, Teilprothesen oder weitspannigen Brücken zum Schutz des Implantat- und/oder Augmentatlagers vor unerwünschten Belastungen der definitiven Implantate in der Einheilzeit.

➤ **Indikation:**
  – zwischen den inserierten permanenten Implantaten, um provisorische, festsitzende Brückensysteme während der Einheilphase zu verankern, bis die definitiven Pfeiler versorgt sind
  – nach multiplen Extraktionen und Sofortimplantationen mit simultaner Augmentation und sofortiger festsitzender provisorischer Versorgung
  – nach präimplantologischer Augmentation zum Schutz der gesteuerten Knochenregeneration bei herausnehmbarem Zahnersatz
  – nach Sinusbodenelevation zur Minimierung des Risikos einer iatrogenen Beeinträchtigung oder Schädigung darunter liegender Implantate und/oder Transplantate besonders bei sehr dünner Kieferhöhlendecke bei herausnehmbarem Zahnersatz
  – provisorische Sofortversorgung vor der verzögerten Implantation
  – als Interimspfeiler bei gefährdeten festsitzenden Brücken, Teilprothesen und Totalprothesen bis zur definitiven Planung und Versorgung
  – Unterstützung bei überlasteten Maryland-Brücken.

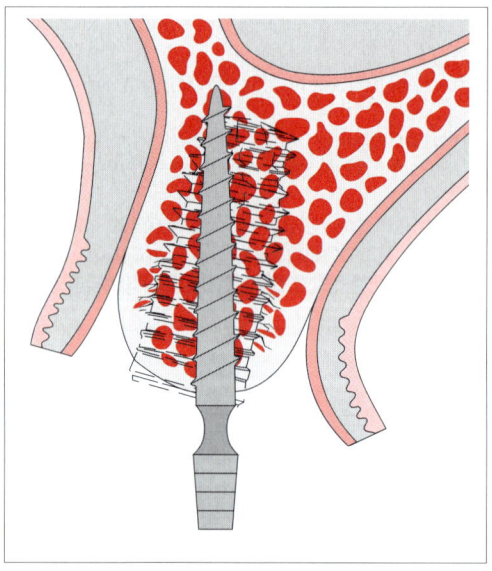

Abb. 8.**6**  Insertion temporärer Implantate für die Sofortbelastung parallel zu definitiven Implantaten zur Stabilisierung des Interimsersatzes.

➤ **Kontraindikation:**
  – Knochenhöhe < 14 mm
  – unzureichende Knochenqualität (Dichteklasse D4 bzw. zu wenig kortikale Substanz zur primärstabilen Verankerung)

- Pfeilerzahl der Interimsimplantate würde nicht ausreichen, um die gewünschte temporäre Restauration zu tragen
- interaxialer Implantatabstand < 10 mm

## Material

➤ Chirurgie:
  - chirurgisches Standardinstrumentarium
  - filigrane Kompressionsschrauben-Implantate – Beispiele:
    • MTI Implantate (Fa. Dentatus), MPS System (Fa. Micro Precision Swiss)
    • Bicortical Schrauben (Fa. Oraltronics)
    • IPI Implantate (Fa. NobelBiocare)
    • KSI-Bauer Schraube (Fa. KSI-Bauer-Schraube)
    • Templant (Fa. Medentis)
➤ Prothetik:
  - Tiefziehfolien, angefertigt über Situationsmodell oder Setup vor Extraktion und Implantation
  - Schalenprovisorium aus dem Labor
  - Langzeitprovisorien als Dolder-Steg, teleskopgetragenes Provisorium oder festsitzende Versorgung.

## Technik und Vorgehensweise bei Sofortimplantation und Augmentation

➤ Anästhesie: Lokal- und Leitungsanästhesie
➤ **1. Abdruck für Kurzzeitprovisorium (Schockabsorber):**
  - Über den zu entfernenden Zähnen wird ein Abdruck zur Herstellung eines chairside anzufertigenden Kunststoffprovisoriums genommen.
➤ **2. Extraktion des bestehenden, nicht mehr erhaltungswürdigen Zahnbestands.**
➤ **3. Transgingivale Körnung für die Interimsimplantate:**
  - Mit einer feinen Lindemann-Fräse oder einem Rosenbohrer wird das prospektive Interimsimplantatlager durch Schleimhaut und Periost markiert.
➤ **4. Krestopalatinale Schnittführung und Darstellung des Implantatlagers:**
  - Ein nach vestibulär gestielter Lappen, der krestopalatinal beginnend entwickelt wird, ermöglicht eine vorzügliche Darstellung des gesamten Operationsfeldes, insbesondere eine unabdingbare Übersicht des interalveolären Implantatlagers.
➤ **5. Sofortimplantation mit dem Norminstrumentarium des jeweiligen Herstellers:**
  - Die Sofortimplantation erfolgt nach den in diesem Kapitel aufgeführten Kautelen.
➤ **Merke:**
  - Bei einer Sofortimplantation sind alveolenähnliche Implantatdesigns vorzuziehen.
  - Implantatschrauben mit einem großvolumigen Schraubenkern sind hier anderen Designs überlegen, da die Implantatoberfläche dem Knochenfach möglichst vollständig anliegen sollte, um so eine optimale Implantat-Knochen-Schnittstelle herbeizuführen.
➤ **6. Setzen der Interimsimplantate:**
  - Die Übergangsimplantate werden in der Regel nach einer Vorbohrung mit einem Spiralbohrer durch ein Reduzierwinkelstück eingeschraubt. Bei dieser miniaturisierten Vorgehensweise ist in jedem Fall eine Glättung der interalveolären Septen erforderlich.
  - Eine bikortikale Verankerung sollte angestrebt werden, um die Belastbarkeit des Sofortprovisoriums zu erhöhen.

➤ **7. Aufbau von insuffizientem Knochenlagers mit geeignetem Augmentationsmaterial:**
  – Periimplantäre Inkongruenzen zwischen Knochen und Implantathals sollten mit einem geeignetem Knochenersatzmaterial oder besser autogenem Knochen aufgefüllt werden, um die Einheilung des Implantats zu beschleunigen.
  – Gleichzeitig wird insuffizientes Knochenlager rekonstruiert.

➤ **8. Wundverschluss und zirkumzervikale Lappenadaptation:**
  – Nach ggf. erforderlicher Periostschlitzung wird der Lappen kappenförmig über die Interimsplantate gestülpt (s. geschaffene Perforationen, vgl. Punkt 3) und mit Einzelknopf- und horizontalen Matrazennähten fixiert.
  – Da ein direktes, kappenförmiges Aufschlagen des Lappens mitunter gerade bei Mehrfachimplantationen nicht immer möglich ist, erleichtert eine schlüsselförmige, periimplantäre, nach vertikal-krestopalatinal entlastende Schnittführung den exakten Weichgewebeverschluss um die Hilfspfeiler.
  – Diese vertikalen Unterstützungsschnitte werden mit Einzelknopfnähten fixiert.
  – Gerade nach umfangreichen Augmentationen mittels GBR empfiehlt sich unterstützend ein speicheldichter Zahnfleischverband (z. B. Coepak) zum Verschluss des semipermeablen Wundgebiets.

## Provisorische Versorgung

➤ **Eingliederung des Kunststoffprovisoriums:**
  – Vor Eingliederung des Kunststoffprovisoriums wird das OP-Gebiet mit einer geeigneten Folie im Sinne einer Kofferdamtechnik über den Interimsimplantaten abgedeckt, um den Wundbereich vor dem Autopolymerisat zu schützen.
  – Zuvor wird unter Zuhilfenahme von Parallelisierungs-Pins die Parallelität der Implantatachsen kontrolliert. Kleine Achsungenauigkeiten zwischen den Implantaten können mit einem Biegeschlüssel ausgeglichen werden. Danach erfolgt die Anfertigung des Sofortprovisoriums über eine im Labor angefertigte Miniplastschiene und Auspolymerisation unter Sicht über sog. Copings, die auf die Köpfe der Interimsimplantate gesetzt worden sind, in Schlussbisslage des Patienten.
  – Es empfiehlt sich eine Verstärkung der provisorischen Restauration zwischen den Interimspfeilern, z. B. mit kieferorthopädischem Draht, Glasfaserstreifen.
  – Nach Korrektur und Ausarbeitung des Provisoriums wird dieses mit provisorischem Zement eingesetzt.

➤ **Merke:**
  – Überschüssiger Kunststoff muss unbedingt entfernt werden. Die Versorgung darf keine Druckstellen im Weichgewebe verursachen!

## Herstellung eines Langzeitprovisoriums

➤ **Nach der Nahtentfernung erfolgt die Abdrucknahme für die Herstellung eines metallarmierten Langzeitprovisoriums:**
  – Da Interimsimplantate nicht immer komplett osseointegriert bzw. langzeitfixiert werden, kann unter Langzeitbelastung die Stabilität gegenüber okklusalen Belastungen mit der Zeit abnehmen.

➤ **Merke:**
  – Implantate, die sich unter der prothetischen Restauration lockern, müssen so schnell wie möglich entfernt werden. Das Weichgewebe sollte mit einer Kürette entfernt und die Wunde ausgespült werden.
  – Bei Anzeichen einer Infektion sind die Interimsimplantate zu entfernen, um die Osseointegration der definitiven Pfeiler nicht zu gefährden.

> **Implantateinheilung und Entfernung der Interimsimplantate:**
> – Nach einer bei Augmentation üblichen Einheilungsphase von ca. 6 Monaten werden die definitiven Implantate freigelegt und die Interimsimplantate vor dem oder zum Zeitpunkt der prothetischen Versorgung entfernt.
> – Die provisorische Versorgung wird vorsichtig entfernt. Über einen Eindrehschlüssel erfolgt mittels einer Ratsche unter Beachtung der Drehkraft die Entfernung der Interimsimplantate gegen den Uhrzeigersinn. Eventuell vorhandenes Granulationsgewebe wird mit einer Kürette entfernt.

> **Merke:**
> – Wenn ein Implantat aufgrund von Materialermüdung während der Tragezeit oder bei der Entfernung frakturiert, kann der im Knochen verbleibende Teil entfernt oder aber bei sehr tiefer Fraktur (apikales Drittel) belassen werden.

➤ **Prinzip:** Transposition des N. alveolaris inferior in Kombination mit einer Implantation.

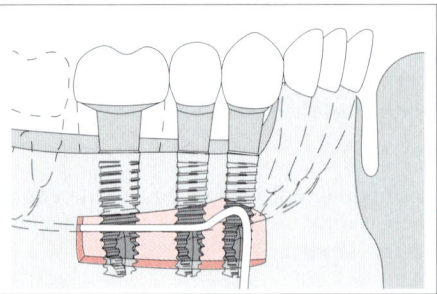

Abb. 8.**7** Prothetische Versorgung nach Nervla-teralisation mit hohen Aufbauten und tiefer Implantatposition im Bezug zum Mundboden.

➤ **Ziel:**
– primärstabile, bikortikale Implantation ohne vorherige Augmentation bei sehr geringem vertikalem Knochenangebot posterior des N. mentalis.

➤ **Indikation:**
– Knochenangebot bei geplanter Implantation < 8 mm und Schaffung der Voraussetzungen für eine korrekte Implantatachse und entsprechende -länge zur Verankerung in der Gegenkortikalis
– Druckparesen im Sinne einer Neuropraxie bei Totalprothesenträgern im Unterkiefer, wenn die Austrittsstelle des N. mentalis bzw. die Foramina mentalia durch Resorption des Alveolarfortsatzes auf die Oberkante des Kieferkörpers gerückt sind.

➤ **Material:**
– chirurgisches Standardinstrumentarium
– Knochenmeißel verschiedener Größen
– stumpf endende Präparierschere
– Nervhäkchen, Nervloop
– mindestens 2,5fache Lupenbrille
– Implantatinstrumentarium des jeweiligen Herstellers
– Knochenersatzmaterial
– Knochenmühle (z. B. R. Quetin bone-Mill)
– Fibrinkleber.

➤ Anatomie des N. alveolaris inferior:
– Eintritt am Foramen mandibulae in den Unterkieferkanal. Als Plexus dentalis durchzieht der Nerv den Unterkieferkanal und entlässt die Rr. dentalis inferiores und Rr. gingivalis inferiores, welche die unteren Zähne und das Zahnfleisch versorgen.
– Als N. mentalis verlässt er als Endast den Unterkieferkanal am Foramen mentale. Vorher vollzieht er in der Regel eine sog. anteriore Schleife 2 – 5 mm nach mesial.
– Mit den Rr. labialis inferiores innerviert er die Haut und Schleimhaut der Unterlippe, mit den Rr. mentales die Haut des Kinns.

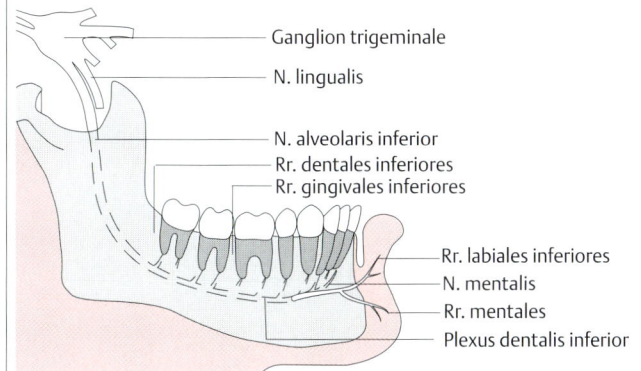

Abb. 8.**8** Innervationsgebiet und Anatomie des N. mandibularis.

Labels in figure:
- Ganglion trigeminale
- N. lingualis
- N. alveolaris inferior
- Rr. dentales inferiores
- Rr. gingivales inferiores
- Rr. labiales inferiores
- N. mentalis
- Rr. mentales
- Plexus dentalis inferior

## Operative Technik

- ➤ Anästhesie: vorzugsweise Intubationsnarkose
- ➤ **1. Schnittführung:**
  - parakrestale Schnittführung ca. 3 mm unterhalb des Alveolarkammes, die im Bereich der Unterkiefer-Frontzähne im Sulcus gingivae fortgeführt wird
  - vestibuläre Entlastungsschnitte mesial (Frontzahnbereich) und distal (retromolarer Bereich).
- ➤ **2. Darstellung und Präparation des N. mentalis:**
  - Grobe Orientierung durch digitale Palpation des Nervsaustrittspunkts.
  - Der beidseitig vom Alveolarfortsatz gestielte Mukoperiostlappen wird abgeschoben, um den Nerv darzustellen.
  - Mit den spreizenden Bewegungen einer stumpf endenden Präparierschere wird der Nerv vom darunter liegenden Muskel- und Bindegewebe getrennt und das Foramen mentale dargestellt.
  - Das Nerven-Gefäß-Bündel muss dabei ausreichend mobilisiert werden, um es nach kranial verlagern zu können, damit der darunter liegende Knochen dargestellt werden kann.
- ➤ **3. Präparation des Knochendeckels:**
  - Nach Freilegung des N. mentalis wird dieser durch mehrere Haltenähte in Position gehalten.
  - Mit einem feinen kleinen Rosenbohrer wird durch kleine Perforationen der bukkalen Knochenplatte der zu bildende Knochendeckel markiert.
  - Unter Anwendung einer feinen Lindemann-Fräse werden die 2 horizontalen und die vertikale mesiale Knochenperforation zu einem durchgehenden Schnitt verbunden, wodurch die Knochenplatte nur in ihren tieferen Schichten posterior befestigt bleibt.
  - Im posterioren Teil wird der vertikale Schlitz nur bis zur Hälfte durch die bukkale Wand geführt oder eine Serie von Perforationen mit einem Drillbohrer gesetzt, um eine Beschädigung des Nervgewebes zu vermeiden und ihn als Scharnier zur Ablösung des bukkalen Deckels zu benutzen.
- ➤ **4. Luxation des Knochendeckels und Herauslösen des Nerv-Gefäß-Bündels:**
  - Vor der Luxation des Knochendeckels wird der N. mentalis an seinem Eingangsbereich abgelöst, indem die Knochenplatte mit Hilfe eines Fräsers in 2 Stücke geteilt wird.

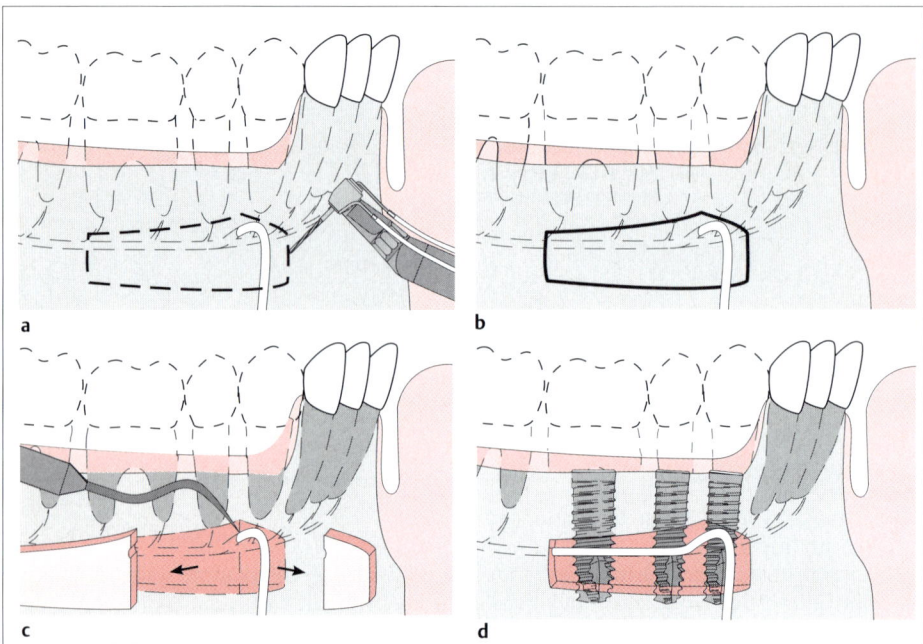

Abb. 8.**9a–d**   Nervverlagerung zur Implantatinsertion.
**a** Osteotomie zur Mobilisation eines Knochenblocks zur Darstellung und Präparation des N. alveolaris inferior.
**b** Mobilisation des Knochendeckels.
**c** Nach Lösen des Knochendeckels am Foramen mentale erfolgt die Präparation des Nervs.
**d** Nach Mobilisation des N. alveolaris inferior erfolgt die Implantatinsertion unter prothetischen Gesichtspunkten.

- Frakturierung der Knochenplatte in 2 Teile mit einem Flachmeißel und anschließende Luxation.
- Der anteriore Ausläufer des N. alveolaris inferior muss abgetrennt werden, um den Nerv anschließend aus seinem Bett präparieren zu können.
➤ **Merke:**
- Dies erklärt, warum im alveolären Bereich (Zahn 4 bis Zahn 2) die Parästhesie geringfügig auch dann noch anhält, wenn in Lippe und Weichteilen längst normale Verhältnisse eingetreten sind.
➤ **5. Bikortikale Implantation:**
- Bikortikale Implantation mit dem jeweiligen Norminstrumentarium des Herstellers bei herausgelöstem Nerv-Gefäß-Bündel.
- Interferiert freiliegendes Implantatgewinde mit dem Nervengewebe, wird der fenestrierte Teil des Implantates zum Schutz gegen mechanische und thermische Irritationen des Nervs mit gewonnenem spongiösen Knochen aus dem Unterkieferdefekt abgedeckt.
- Spannungsfreie Zurücklagerung des Nerv-Gefäß-Bündels.
- Um zusätzliche Kompressionen des Nervs zu vermeiden, wird auf eine Reposition des Knochendeckels verzichtet.

– Die entstandenen Hohlräume werden mit einem Gemisch aus zermahlenem autogenem Knochen und bedarfsweise xenogenem Knochenersatzmaterial unter Zuhilfenahme von Fibrinkleber augmentiert.

➤ **6. Nahtverschluss:**
– mit Einzelknopf- und horizontalen Matratzennähten.

➤ **7. Nachbehandlung:**
– Nahtentfernung nach 7 Tagen
– Wundreinigung $H_2O_2$ 3 %
– Fortführung der präoperativ eingeleiteten, antibiotischen Kurzzeitprophylaxe (Sobelin 300 3 ×/d, Augmentan 4 ×/d) bis zur Nahtentfernung
– Kontrolle der parästhesiebedingten Ausfallzonen und fotografische Dokumentation
– vollständige Rückbildung der anfänglichen Parästhesien bei einer schonenden OP in der Regel innerhalb von ca. 6 – 8 Wochen
– Rp.: Keltikan N N2 2 ×/d 1 Kapsel.

## Risiken der Nervverlagerung

➤ Hohe Inzidenz der Nervschädigung mit Anästhesie oder Hypästhesie
➤ Hohe Inzidenz der Sensibilitäteinschränkung oder Dysästhesie (besonders Wetterfühligkeit)
➤ Aufklärung mit Simulation der Nervschädigung durch langwirkendes Lokalanästhetikum im Einzelfall empfehlenswert.

➤ **Prinzip:**
  – Herstellung thrombozytenreichen Plasmas aus dem Eigenblut des Patienten zur Verbesserung der Knochenregeneration.

➤ **Ziel:**
  – schnellere Reifung des Augmentats mit rascherer funktioneller Integration durch Freisetzung von Wachstumsfaktoren

➤ **Indikation:**
  – Sinusbodenelevation (ein- und zweizeitiges Verfahren)
  – simultane Augmentationen bei der Implantation
  – präimplantäre Augmentationen
  – Forcierung eines primären Wundverschlusses nach aufwendigem operativem Eingriff.

➤ **Kontraindikation:**
  – thrombozytär bedingte hämorrhagische Diathesen (Thrombozytopenien, -pathien, -zytosen)
  – Infektionskrankheiten (HIV, Hepatitis B u. C)
  – Antikoagulanzientherapie (ASS, Heparin, Vitamin-K-Antagonisten).

➤ Wirkungsmechanismus:
  – Degranulation der Plättchen:
  – Freisetzung aller Wachstumsfaktoren:
    • PDGF (Blutplättchenwachstumsfaktor)
    • TGF-$\beta$1 u. -$\beta$2 (transformierender Wachstumsfaktor beta 1 u. 2)
    • IGF-1 (insulinartiger Wachstumsfaktor).

➤ *Direkte* Wirkung auf Knochenneubildung:
  – max. 3 Tage
  – Stimulierung u. Differenzierung von Stammzellen zu Osteoprogenitorzellen u. deren Proliferation, Differenzierung zu Osteoblasten
  – Bildung reifen Knochens.

➤ *Indirekte* Wirkung auf Knochenneubildung:
  – ab dem 5. Tag
  – Chemotaxis und Aktivierung von Makrophagen, Fibroblasten, Monozyten
  – weitere Ausschüttung von Wachstums- und Angiogenesefaktoren
  – Fortführung und weitere Initiierung der Knochenregeneration.

➤ **Material:**
  – autogener Knochen (Späne, Chips, Blöcke)
  – xenogener Knochenersatz (z. B. Bio-Oss, Cerasorb, Algipore etc.)
  – Staubinde
  – Desinfektionsspray
  – faserfreier Tupfer
  – Butterfly
  – geschlossene CPDA-Monovetten
  – Zentrifuge, z. B.:
    • Laborgerät Fa Kendro/Heraeus, Vertrieb curasan AG
    • PRGF-System, Fa. btiBiotechnology Institute, Vertrieb Wieland
    • PCCS TM-System, Fa. IEC, Vertrieb 3i Implant Innovations.

## Praktisches Vorgehen

➤ Voraussetzungen:
  – Erstellung eines Entnahme- und Herstellungsprotokolls
  – internistischer Befund mit sämtlichen Infektionsparametern und Gerinnungsfaktoren
  – schriftliche Aufklärung des Patienten über Eigenblutspende mit Risiken

- Mitteilung an das jeweilige Regierungspräsidium über die Herstellung in der Praxis (allgemeine Anzeigepflicht nach § 67 AMG)
➤ 1. Blutentnahme mit geschlossener CPDA-Monovette.
➤ 2. Erste Zentrifugation:
    - Trennung der Erythrozyten und Leukozyten vom plättchenhaltigen Plasma
➤ 3. Zweite Zentrifugation:
    - Trennung der zellfreien Plasmafraktion von der PRP-Fraktion in einer zweiten Monovette
➤ 4. Resuspension des Thrombozytenpellets in den verbleibenden 0,3 ml zellfreien Plasmas
➤ 5. Entnahme von PRP mit einer Einmalspritze
➤ 6. Mischung des PRP mit einem alloplastischen Augmentationsmaterial oder autogenem Knochen und alloplastischem Material sowie Zugabe von venösem Eigenblut des Patienten (verbesserte Koagulation)
➤ **Merke:**
    - Wird die Plasmapherese in einem transfusionsmedizinischen Institut vorgenommen, kann der Patient das PRP in einem sterilem Beutel zur OP mitbringen.
    - Der Vorgang der Zentrifugation sollte jedoch nicht länger als 1 Tag zurückliegen, um die größtmögliche Effektivität aller im PRP vorhandenen Wachstumsfaktoren zu erhalten.
    - Durch die komplexen Regulationsmechanismen bei der Wundheilung führen Abweichungen vom Standardprotokoll dazu, dass der Effekt der PRP-Anwendung nicht immer eintritt.

**8 Besondere implantologische Techniken**

➤ **Ziel:**
  – unmittelbare Stegretention von Unterkiefer-Totalprothesen über 4 interforaminär gesetzte Implantate.

➤ **Indikation/Voraussetzungen:**
  – Resthöhe und -breite des unbezahnten Kiefers ermöglicht die Insertion von 4 Implantaten mit einer Mindestlänge von 11 mm
  – horizontales Knochenangebot: mindestens 1,5 mm der bukkalen und lingualen Knochenlamelle nach Implantatinsertion
  – unbezahnter Kiefer lässt „flächige" trianguläre Verteilung der Implantate (Cross-Arch-Stabilisierung) zu
  – Knochenqualität D1 – D3
  – absolute Primärstabilität der Implantate bei der Insertion
  – ausreichend fixierte keratinisierte Gingiva
  – ausreichend freier Zungenraum
  – Reduktion der chirurgischen Intervention für den Patienten auf nur einen Eingriff mit sofortiger prothetischer Versorgung und Kostenersparnis.

➤ **Material:**
  – einphasiges, selbstschneidendes Implantatsystem mit makromorphologisch progressivem Gewinde
  – suffiziente Unterkiefer-Totalprothese mit Positionsbohrungen in Regio 32, 34, 42, 44 oder Bohrschablone aus glasklarem Kunststoff (duplizierte Prothese)
  – chirurgisches Standardinstrumentarium
  – Luer-Zange
  – einphasiges Abformmaterial (z. B. Impregum, Fa. Espe, Aquasil, Fa. Dentsply De Trey)
  – Implantatset des jeweiligen Herstellers.

## Operative Technik

➤ Anästhesie: Lokal- und Leitungsanästhesien beidseitig.
➤ Schnittführung:
  – Kieferkammschnitt von Regio 35 bis Regio 45 mit mesialer Entlastung
  – Darstellung des N. mentalis beidseitig zur möglichst weiten anteroposterioren Implantatverteilung zur Vermeidung von späteren Rotationskräften.
➤ **Merke:** Bei geringer Breite der keratinisierten Schleimhaut kann simultan mit dem implantologischen Eingriff die Vestibulumplastik nach Edlan-Mejchar angewendet werden.
➤ Darstellung und Vorbereitung des Unterkieferkorpus:
  – Entfernung krestal scharfer Knochenkämme mit großer Kugelfräse oder Luer-Zange
  – ablative Nivellierung des krestalen Knochenverlaufs, bis ein ausreichend breites Plateau für die Implantatinsertion geschaffen ist.

## Chirurgische Phase

➤ Implantatinsertion:
  – Festlegung der Markierungsbohrungen durch Bohrschablone oder vorbereitete Prothese
  – Pilotbohrungen unter sukzessivem Einsatz der Bohrrichtungsindikatoren, um die 4 Bohrstollen exakt parallel auszurichten
  – Einhaltung des Mindestabstands der Implantatpositionen von ca. 10 mm und möglichst trapezförmige Verteilung
  – Aufbereitung des Implantatbettes mittels Norminstrumentarium des jeweiligen Herstellers und anschließende primärstabile bikortikale Insertion der Fixturen.

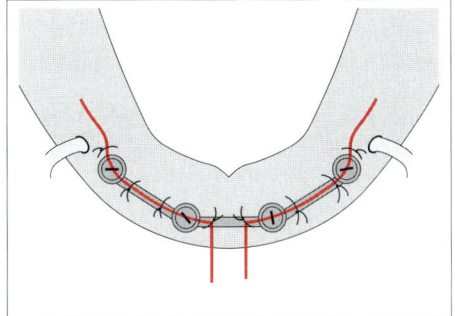

Abb. 8.**10**   Türflügelartige Schnittführung, damit Wunde und Nahtverschluss geschützt unter Steg positioniert sind.

➤ **Merke:** Bei der Insertion ist eine absolute Primärstabilität der Implantate erforderlich. Dazu sollten diese mit einem Drehmoment von mindestens 30 Ncm eingedreht werden. Falls keine absolute Primärstabilität erreicht wird, müssen die Implantate unbelastet osseointegrieren.

➤ Nahtverschluss:
 – speicheldichter Wundverschluss durch Matratzen- und Einzelknopfnähte.

## Prothetische Phase

➤ Abdrucknahme:
 – Aufsetzen der Transferkappen auf die Implantate für Repositionsabdrucktechnik
 – Einpassen der vorbereiteten Prothese mit lingualen Sichtfenstern, um Störkontakte zwischen Prothesenbasis und Abformpfosten zu eruieren
 – Verschlüsselung der ausgeschliffenen Unterkieferprothese mit der Oberkieferprothese bei optimaler Interkuspidation (sollte vor Implantation erfolgen)
 – Verschluss der lingualen Sichtfenster mit Plattenwachs
 – Umspritzen der Abformpfosten mit einphasiger Polyetherabformmasse und Einbringen der mit Abformmasse beschickten Unterkiefer-Totalprothese
 – Aushärtung der Abformmasse in Schlussbissposition des Patienten.

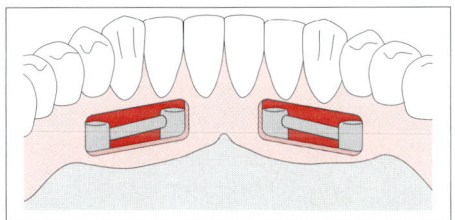

Abb. 8.**11**   Kontrolle der ausgeschliffenen Prothese mit Sichtfenster von lingual für Verwendung als Bohrschablone und Abdrucklöffel.

➤ **Merke:** Sollte mit einem individualisierten Löffel abgeformt werden, muss die Stegherstellung am gleichen Tag erfolgen, um eine spätere Verfälschung des Abdrucks durch Wundödembildung mit der ausgearbeiteten Prothese zu vermeiden.

➤ Zahntechnisches Labor:
  – Herstellung eines Arbeitsmodells mit Laborimplantaten
  – Herstellung der Stegkonstruktion (gelötet, gelasert oder mit Hilfe von ausbrennbaren Stegpfostenbasen aus Kunststoff in einem Stück gegossen)
  – Einarbeiten der Stegkonstruktion in die vorhandene Prothese auf demselben Modell.
➤ Eingliederung der prothetischen Arbeit:
  – Die stegretinierte Prothese sollte am gleichen Tag eingegliedert werden.
  – Kontrolle des spaltfreien, passiven Sitzes der Stegkonstruktion.
➤ **Merke:**
  – Kann die Prothese nicht am Tag der Implantation eingegliedert werden, müssen die Funktionsränder im Bereich des geschwollenen Vestibulums entsprechend der Wundschwellung eingekürzt werden. Die Unterfütterung der Prothese mit genauer Okklusionskontrolle erfolgt nach vollständigem Abklingen der postoperativen Schwellung nach 14 Tagen.

➤ **Prinzip:**
  – Anwendung indikationsgerechter adjuvanter Maßnahmen zur multidirektionalen Anpassung des lokal vorhandenen Knochenangebots für eine langzeitstabile Implantatversorgung.
➤ **Ziel:**
  – Optimierung des Knochenlagers durch den Einsatz von:
    • körpereigenem Knochen
    • Knochenersatzmaterialien
    • Membranen allein oder in Verbindung mit den zuvor genannten Optionen
    • Osteodistraktion.
  – Resorptive Vorgänge können auch bei schon funktionell belasteten Implantaten solche Maßnahmen notwendig machen.

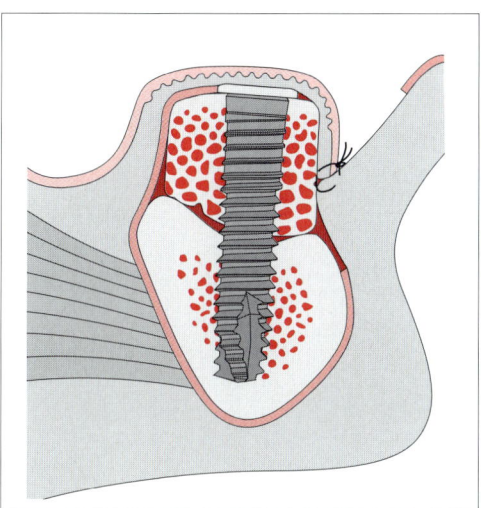

Abb. 9.**1**   Absolute Kieferkammerhöhung durch freies Beckenkammtransplantat mit simultaner Implantatinsertion.

➤ **Merke:**
  – Die Empfängerregion muss über eine ausreichende Blutversorgung verfügen. Diese ist überaus wichtig, damit der Erhalt aller lebenden Zellen der Transplantationsoberfläche sichergestellt ist.
  – Zwischen Transplantat und Wirtsknochen muss eine direkte Knochenkontaktfläche bestehen. Sie erleichtert den Transplantatabbau und Knochenaufbau durch „schleichenden Ersatz".
  – Bei autogenem Material gibt es keine Gefahr einer Infektionsübertragung auf den Patienten durch einen infizierten Knochenspender.
  – Nachteilig ist der erforderliche Zweiteingriff zur Transplantathebung und die zumindest bei intraoralen Spenderregionen begrenzte Menge verfügbaren Transferknochens.
➤ **Indikationen:**
  – genetische Defekte (z. B. Lippen-Kiefer-Gaumen-Spalten)
  – Traumata
  – Zustand nach Tumorresektion
  – physiologische Resorptionsvorgänge der Kiefer nach Zahnverlust bei:
    • unbezahntem Kiefer
    • ungünstiger intermaxillärer Relation bei fortgeschrittenen Alveolarfortsatzatrophien des Ober- und Unterkiefers

9 Augmentationsverfahren in der Implantologie

- unzureichendem Knochenangebot im Seitenzahnbereich des Ober- und Unterkiefers
- teilbezahnte Kiefer
- unzureichendem Knochenangebot im Seitenzahnbereich
- ästhetisch unzureichendem Knochenangebot im Frontzahnbereich.

➤ **Kontraindikationen:**
  - nicht abgeschlossenes dentoalveoläres Wachstum
    - Ausnahme: Fälle, bei denen kein dentoalveoläres Wachstum erfolgt (ektodermale Dysplasie)

➤ **Material:**
  - chirurgisches Standardinstrumentarium
  - Knochenschaber
  - Hohlzylinderbohrer
  - Trepanbohrer
  - Lindemann-Fräse
  - Luer-Zange
  - Sinuslift-Instrumente
  - Knochenmeißel
  - Osteosyntheseset
  - Knochenmühle
  - Knochenersatzmaterial
  - Membran
  - oszillierende Säge.

➤ **Prinzip:**
 – Entnahme von körpereigenem (autogenem) Material zum Auffüllen und Überbrücken von Defekten.
➤ **Ziel:**
 – Verwendung eines immunologisch unbedenklichen osteoinduktiven Materials zur Augmentation.
➤ **Indikation:**
 – Sinusbodenaugmentation (ein und zweizeitig)
 – absolute Kieferkammerhöhung (horizontale und vertikale Augmentation)
 – Auffüllen von lokalen Defekten
 – Rekonstruktionen nach Kontinuitätsresektion.
➤ Auswahl des autogenen Entnahmeortes und der Aufbereitung:
 – Präoperative Festlegung des notwendigen Augmentationsvolumens.
 – Aus den unterschiedlichen Indikationsstellungen ergeben sich die Transplantatentnahmeorte (Tabelle 9.**1** u. 9.**2**).
 – Abhängig von der Art des zu augmentierenden Defekts erfolgt die Einteilung in Defekte, die Raum oder Volumen schaffen oder nicht schaffen.
 – Bei den nicht Raum schaffenden Defekten sollte immer autogener Knochen als Augmentat gewählt werden.
 – Bei nicht Raum schaffenden Defekten ist schon bei der Transplantatgewinnung darauf zu achten, dass für solche Defektkonfigurationen generell nur Blocktransplantate für eine dreidimensionale Rekonstruktion zum Einsatz kommen sollten.
➤ **Material:**
 – Chirurgisches Standardinstrumentarium
 – Knochenschaber
 – Hohlzylinderbohrer
 – Knochenstanze
 – Trepanbohrer
 – Lindemann-Fräse
 – Luer-Zange
 – Sinuslift-Instrumente
 – Knochenmeißel
 – Osteosynthesesets
 – Knochenmühle
 – oszillierende Säge
 – bipolare Pinzette zur Koagulation
 – lokales Hämostyptikum.
➤ Präoperative Patientenaufklärung:
 – Neben der Erläuterung der allgemein üblichen Operationsrisiken sollten nachfolgende Punkte bei augmentativen Maßnahmen gesondert besprochen und schriftlich fixiert werden:
  • Notwendigkeit der postoperativen Prothesenkarenz bzw. der objektiven Verschlechterung des Tragekomforts
  • Entfernung des Osteosynthesematerials und Implantatinsertion müssen im zeitlichen Kontext zur Augmentation erfolgen (3 – 6 Monate nach Ersteingriff)
  • Notwendigkeit weiterer Maßnahmen zur Rekonturierung der Weichgewebe (Bindegewebe- und Schleimhauttransplantate).

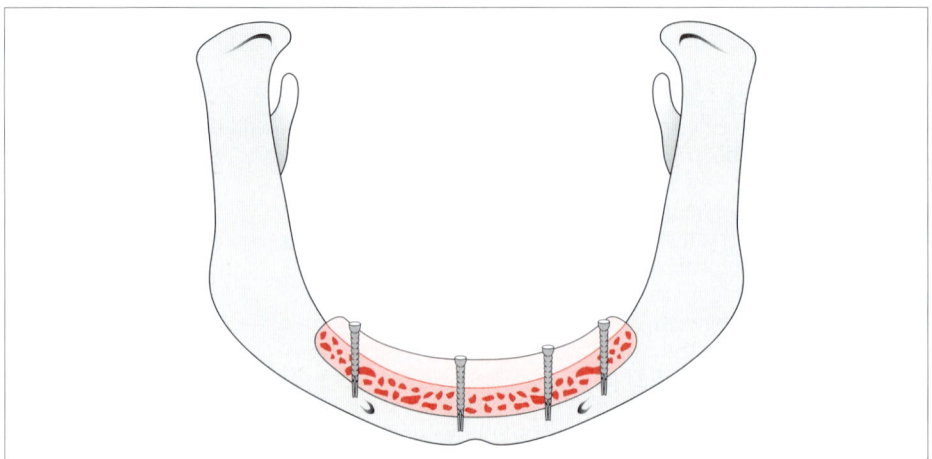

a

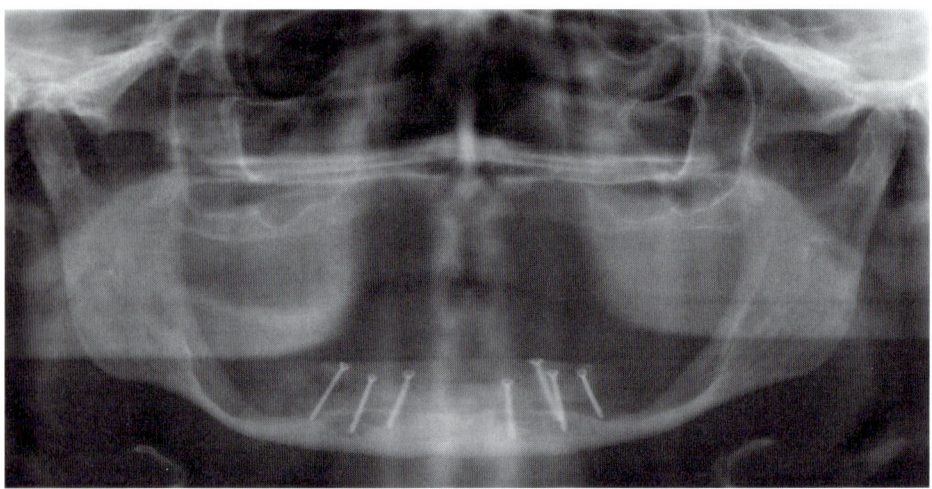

b

Abb. 9.**2a, b** Zustand nach Augmentation des atrophierten III. und IV. Quadranten mit Hilfe eines monokortikalen Blocktransplantats und Fixation mit Osteosyntheseschrauben:
**a** Schema,
**b** Orthopantomogramm.

➤ **Merke:**
– Nach Fallplanung und Bestimmung der notwendigen Quantität und Qualität erfolgt die Entscheidung zur Knochenentnahme entweder intra- oder extraoral.
– Zwischen Transplantat und Wirtsknochen muss eine direkte Knochenkontaktfläche bestehen. Dies erleichtert den Knochenabbau und Knochenaufbau durch „schleichenden Ersatz".

**Tabelle 9.1** Ein- und zweiseitige Einlagerungen bzw. Ein- und Auflagerungen und die möglichen Entnahmeorte (KEM, Knochenersatzmaterial)

| Indikation | Möglicher Entnahmeort |
|---|---|
| Sinuslift einseitig | Unterkiefer retromolar<br>Kinn<br>Tuber Oberkiefer (mit KEM)<br>Knochendeckel Sinus (mit KEM)<br>Trepanbohrung Implantatbett (mit KEM) |
| Sinuslift zweiseitig | Unterkiefer retromolar (mit KEM)<br>Kinn (mit KEM)<br>Tuber Oberkiefer (mit KEM)<br>Knochendeckel Sinus (mit KEM)<br>Trepanbohrung Implantatbett (mit KEM) |
| Auflagerung + Sinuslift einseitig | Unterkiefer retromolar (mit KEM)<br>Kinn (mit KEM) |
| Auflagerung + Sinuslift zweiseitig | Unterkiefer retromolar (mit KEM)<br>Kinn (mit KEM)<br>anteriore Hüfte<br>Tibia |

**Tabelle 9.2** Ein- und zweiseitige Einlagerungen bzw. Ein- und Auflagerungen und die möglichen Entnahmeorte (KEM, Knochenersatzmaterial)

| Indikation | Möglicher Entnahmeort |
|---|---|
| Auflagerung eines Quadranten | Unterkiefer retromolar<br>Kinn |
| Auflagerung zweier Quadranten | Unterkiefer retromolar (mit KEM)<br>Kinn (mit KEM)<br>anteriore Hüfte<br>posteriore Hüfte |
| Auflagerung zweier Quadranten<br>Einlagerung (Sinus) 1 – 2 Quadranten | anteriore Hüfte<br>posteriore Hüfte |
| Auflagerung in 3 und 4 Quadranten | posteriore Hüfte |

➤ Zeitpunkt der Implantatinsertion bei autogenem avaskulären Knochenersatz:
  – Der Zeitpunkt beim osteoplastischen Ersatz ist fallabhängig.
  – Die synchrone Implantatinsertion ist möglich, wenn das Implantat im ortsständigen Restknochen primärstabil ist.
  – Fehlt diese Voraussetzung, so ist zweizeitig vorzugehen und erst nach einer Einbauphase des Knochentransplantats von 3 – 6 Monaten zu implantieren.
  – Vorteil der gleichzeitigen Implantatinsertion während der Einpflanzung des Knochentransplantats ist, dass der aufgebaute Knochen über die Implantate stimulierend funktionell belastet wird.

➤ **Osteogenese:** Fähigkeit der im Transplantat überlebenden Osteoblasten, Knochen zu bilden.

➤ **Osteokonduktion:** Das eingebrachte Transplantat dient als Leitstruktur zum Einsprossen von Gefäßen aus dem angrenzenden Knochenlager. Der neu gebildete Knochen lagert sich dem transplantierten Gewebe auf.

➤ **Osteoinduktion:** Einfluss Wachstum induzierender Knochenproteine, z. B. bone morphogenetic protein (BMP), auf pluripotente Mesenchymzellen, die mit den einsprossenden Gefäßen in das Knochentransplantat gelangen. Unter der Einwirkung dieser morphogenen Proteine differenzieren sich pluripotente Mesenchymzellen zu Knorpel bzw. Knochen bildenden Zellen.

## Heilungsvorgänge der Hartgewebe

➤ Bei der Heilung der Hartgewebe werden inflammatorische und proliferative Prozesse unterschieden.

➤ Genetisch determinierte Histokompabilitätsantigene des Transfermaterials induzieren die Immunreaktion des Transplantatempfängers.

➤ Antigene im Spendergewebe sind bei autogenem Knochen identisch mit denen des Empfängers.

➤ Beim allogenen Knochentransfer werden dagegen spezifisch sensibilisierte Lymphozyten gegen das Transplantat zytotoxisch wirken (zellvermittelte Immunität) und gesteigert Antikörper auftreten (humorale Immunität). Diese „Graft-versus-Host-(GvH-)Reaktion" (Transplantat gegen Empfänger) entfällt beim Autotransplantat.

### Merke

➤ Nichtbiologische Augmentationsmaterialien nennt man Implantate.

➤ Bei Knochentransplantaten wird deren biologische Wertigkeit von der Spenderregion bestimmt.

➤ Beim Autotransplantat sind Einheilmodus und osteogenetische Potenz als ideal einzustufen, während einer Alloplastik nur eine Platzhalterfunktion zukommt, weil es entweder knöchern umwachsen (Osseointegration) oder resorbiert und knöchern ersetzt wird (Substitution).

➤ Die Einbauvorgänge bei autogenem Knochen führen häufig je nach Verarbeitungstechnik des Transplantats zu einem Volumenverlust, sodass eine Überkonturierung des Knochentransplantats notwendig ist.

➤ Die biologische Transplantateinheilung seitens des Empfängers hängt von der Durchblutung des lokalen Lagergewebes und der mechanischen Ruhe ab.

### Phasen der Transplantateinheilung

Die Einheilung des Transplantats verläuft in Phasen: Zunächst dominieren resorptive Vorgänge im Rahmen der inflammatorischen Phase und erst danach beginnt je nach Transplantat/Implantat die reparative Phase zu dominieren, wenn die kapilläre Erschließung aus dem umgebenden Lagergewebe erfolgt.

➤ Transplantat-Osteoblasten, die per diffusem mit Blut versorgt werden, überleben in dieser *1. Phase* und beginnen mit der Osteoneogenese.

➤ Bei autogenem Knochen beginnt mit der **3. Woche** die proliferative Phase zu überwiegen. Osteoklastische Knochenzellen dringen mit den vom Lagergewebe einsprossenden Gefäßen in das Transplantat ein und resorbieren den Transplantatknochen. Nachfolgend bauen Osteoblasten neuen Knochen (Geflechtknochen) auf.

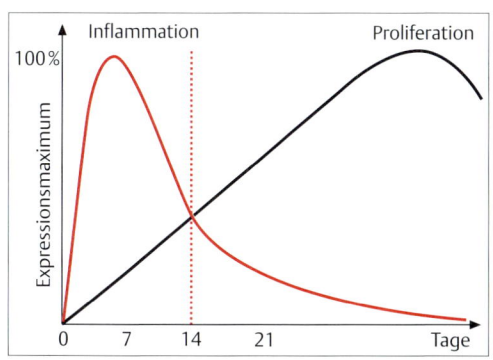

Abb. 9.**3** Zeitlicher Verlauf der reparativen Vorgänge beim Einsatz von autogenem Knochen.

> Der frei transplantierte Knochen wird revaskularisiert und sukzessive teilweise ersetzt. Hierbei wird der zeitliche Verlauf durch Qualität und Quantität des Transplantats bestimmt.
> Nicht funktionell belasteter Knochen wird innerhalb von 1 Jahr weitgehend resorbiert, sofern sich dieser außerhalb der Kontur des ursprünglichen Kieferkammes befindet.
> In der 3. *Phase* kommt es unter funktioneller Belastung zum Umbau des Geflechtknochens in lamellären Knochen.
> Die 4. und letzte *Phase* der Knochenheilung, die sich im Trabekelmuster widerspiegelnde funktionelle Integration des Transplantats, wird über eine Lasteinleitung durch Implantate begünstigt.

### Merke

> Diese Abläufe kommen nicht oder nur unzureichend zur Entfaltung, wenn die Qualität des Transplantatlagers eingeschränkt ist hinsichtlich der Vaskularisation des angrenzenden Lagerknochens und der umgebenden Weichteile.
> Das kann z. B. durch eine vorangegangene Radiatio, massive Entzündungen oder multiple Voroperationen mit ausgedehnter Narbenbildung der Weichgewebe und Sklerosierungen der Hartgewebe der Fall sein.
> Nachteilig ist der erforderliche Zweiteingriff zur Transplantathebung und die zumindest bei intraoraler Spenderregion begrenzte Menge verfügbaren Transferknochens.

## Extraorale Entnahme und Augmentation

### Vorbereitende Maßnahmen

➤ Anfertigung einer zweiteiligen OP-Schablone zur Visualisierung des Volumens und der Position des Augmentats.
➤ Präoperativ Verabreichung einer Antibiose (nach Richtlinien der DGZMK).
➤ Ggf. Gabe eines Antiphlogistikums.

### Anästhesie

➤ Vorzugsweise Intubationsnarkose.

### Knochenentnahme

➤ Bei kleineren Volumina (lokale Defekte, Sinuslift) mit Hilfe der Knochenstanze (anteriore Hüfte, Tibia).
➤ Zur absoluten Kieferkammerhöhung Entnahme monokortikaler Späne aus der Hüfte:
  – 1 – 2 Quadranten: anteriore Hüfte
  – > 2 Quadranten: posteriore Hüfte.
➤ Lokale Blutstillung mit Hilfe der Diathermie und/oder eines lokalen Hämostyptikums.
➤ Mehrschichtiger Wundverschluss.

### Lagerpräparation intraoral

➤ Leicht nach palatinal versetzte Schnittführung im Oberkiefer.
➤ Krestale Schnittführung im Unterkiefer.
➤ Ggf. Präparation des Kieferhöhlenfensters und Elevation der Schneider-Membran.
➤ Bei umfangreichen Defekten empfiehlt sich die vestibuläre Schnittführung oder die Tunneltechnik.

### Augmentation

➤ Zunächst Anprobe und ggf. Konturierung (Luer) der monokortikalen Blöcke.
➤ Fixation der monokortikalen Blöcke mit Hilfe von Osteosyntheseschrauben im Sinne einer 3 D-Rekonstruktion. Auffüllen der Hohlräume mit gepresster bzw. komprimierter Spongiosa.
➤ Konturierung scharfer Kanten mit Hilfe einer Flügelfräse.
➤ Mahlen des restlichen Augmentats mit Hilfe einer Knochenmühle.
➤ Bei krestaler Schnittführung zirkuläre Periostschlitzung und lokale Blutstillung mittels Diathermie (Bipolare).
➤ Kontrolle des spannungsfreien Weichteiladaptation.
➤ Ggf. Konturierung der zu verwendenden Membran.
➤ Einbringen des partikulierten Knochens (in Kombination mit Knochenersatzmaterial).
➤ Ggf. Adaptation der Membran bei Verwendung von Knochenersatzmaterial.
➤ Verschluss der Weichteile, Anbringen eines äußeren Druckverbandes mit Hilfe von Zügelungspflastern.

### Nachsorge

➤ Nach Sinusaugmentationen Schnäuz- und Pressverbot (Stuhlgang) und Verschreibung von Nasentropfen für 14 Tage.
➤ Bei zahnlosen Patienten Prothesenkarenz für 4 Wochen, sofern keine gleichmäßige Belastung und Abstützung eines Interimsersatzes möglich ist.
➤ Regelmäßige Wundkontrolle und Adaptation der Prothesenbasis (wöchentlich).

## Ortsnah – intraoral

➤ Orale Entnahmestellen im Unterkiefer (Abb. 9.**4**):
  - Symphysenregion
  - Kieferwinkel
  - Unterkieferrand
  - Retromolarregion
  - Tuberregion
  - Implantatbohrstollen (Trepanbohrer)
  - Knochenschaber
  - bei der Implantatbettaufbereitung anfallende Bohrspäne.

## Merke

➤ Bohrspäne können durch die Art der Präparation geschädigt werden, sodass nur der osteokonduktive Charakter genutzt wird.
➤ Bei entsprechender Filtergröße werden alle kleinen und feinen Späne gesammelt, die keine oder nur eine geringe Vitalität zeigen.
➤ Bohrer mit einem großen Spanraum erzeugen große Bohrspäne mit einem guten Regenerationspotenzial.
➤ Zwei Absauger für die Späne und den Speichel reduzieren die mikrobiologische Belastung. Wichtig ist eine ausreichende Spülung bei der Implantatbettaufbereitung.

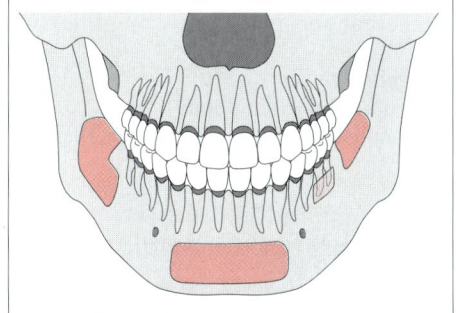

Abb. 9.4   Mögliche Entnahmeorte für Knochentransplantate am Unterkiefer.

## Vorbereitende Maßnahmen

➤ Anfertigung einer zweiteiligen OP-Schablone zur Visualisierung des Volumens und der Position des Augmentats.
➤ Präoperative Antibiose (nach den Richtlinien der DGZMK).
➤ Ggf. Gabe eines Antiphlogistikums.

## Anästhesie

➤ Vorzugsweise Leitungs- bzw. Infiltrationsanästhesie, bei umfangreicher Rekonstruktion ggf. auch Intubationsnarkose.

**Intraorale Entnahme und Augmentation** _____

## Knochenentnahme _____

➤ Bei kleineren Volumina lokal mit Hilfe
  – des Knochenschabers
  – des Trepanbohrers
  – rotierender Instrumente und eines Knochenspankollektors.
➤ Bei nicht Raum schaffenden Defekten (absoluten Kieferkammerhöhung) Entnahme von monokortikalen Blöcken (Kinn, retromolar).
➤ Lokale Blutstillung mittels Diathermie und/oder eines lokalen Hämostyptikums.

## Lagerpräparation _____

➤ Leicht nach palatinal versetzte Schnittführung im Oberkiefer.
➤ Krestale Schnittführung im Unterkiefer.
➤ Ggf. Präparation des Kieferhöhlenfensters und Elevation der Schneider-Membran.
➤ Bei umfangreichen Defekten empfiehlt sich die vestibuläre Schnittführung oder die Tunneltechnik.

## Augmentation _____

➤ Zunächst Anprobe und ggf. Konturierung (Luer) der monokortikalen Blöcke.
➤ Bei rein kortikalen Blöcken empfiehlt sich die Präparation mehrerer dünner Platten zwecks schnellerer Revaskularisation.
➤ Fixation der monokortikalen Blöcke mit Hilfe von Osteosyntheseschrauben im Sinne einer 3 D-Rekonstruktion. Auffüllen der Hohlräume mit gepresster bzw. komprimierter Spongiosa.
➤ Konturierung scharfer Kanten mit Hilfe einer Flügelfräse.
➤ Partikulieren des restlichen Augmentats mit Hilfe einer Knochenmühle.
➤ Bei krestaler Inzision: zirkuläre Periostschlitzung und lokale Blutstillung mittels Diathermie (Bipolare).
➤ Kontrolle des spannungsfreien Weichteiladaptation.
➤ Ggf. Konturierung der zu verwendenden Membran.
➤ Einbringen des partikulierten Knochen (in Kombination mit Knochenersatzmaterial).
➤ Ggf. Adaptation der Membran.
➤ Verschluss der Weichteile.
➤ Anbringen eines äußeren Druckverbandes mit Hilfe von Zügelungspflastern.

## Nachsorge _____

➤ Nach Sinusaugmentationen Schnäuzverbot und Verschreibung von Nasentropfen für 14 Tage.
➤ Bei zahnlosen Patienten Prothesenkarenz für 4 Wochen, sofern keine gleichmäßige Belastung und Abstützung eines Interimsersatzes möglich ist.
➤ Regelmäßige Wundkontrolle (wöchentlich) und Adaptation der Prothesenbasis.

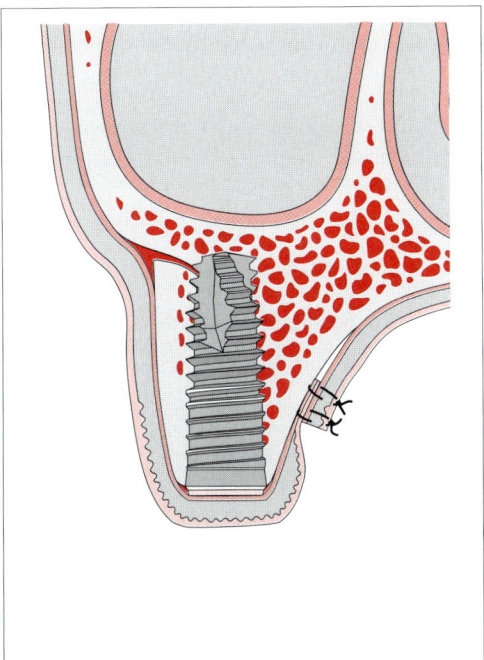

Abb. 9.**5**   Laterale Augmentation mit Hilfe eines monokortikalen Blocktransplantats.

## Risiken der autologen Knochenentnahme

➤ Eröffnung eines zweiten Operationsareals mit den generellen Risiken der Wundheilungsstörung
➤ Einschränkung der Funktion im jeweiligen angrenzenden Operationsgebiet (Bewegungsmuskulatur bei Tibia und Beckenkammentnahme, Schluckbeschwerden bei retromolarer Entnahme, Sensibilitätseinschränkung bei Kinnentnahme)
➤ Unterschiedliche Verarbeitungstechnik und Resorptionscharakteristik des jeweiligen Knochentransplantates je nach Entnahmestelle

➤ **Prinzip:**
– Elevation der Schneider-Membran zur Rekonturierung der nach kaudal extendierten Kieferhöhle durch eine Einlagerungsplastik.

➤ **Ziel:**
– Schaffung eines implantationsfähigen Lagers im Oberkiefer-Seitenzahnbereich.

➤ **Indikation:**
– insuffizientes vertikales Knochenangebot im Oberkiefer-Seitenzahnbereich bei regelrechter intermaxillärer Relation.

➤ Mögliche Augmentationsmaterialien:
– autogener Knochen
– Knochenersatzmaterialien
– Kombination von autogenem Knochen und Knochenersatzmaterialien.

➤ **Material:**
– chirurgisches Standardinstrumentarium
– Flügelfräsen
– Diamanten
– Sinuslift-Instrumente
– Hajek
– lokales Hämostyptikum.

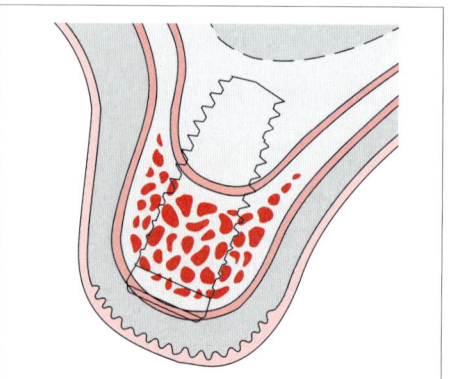

Abb. 9.**6** Sinusbodenelevation und Augmentation bei ausreichender Restknochenhöhe für simultane Implantatinsertion.

**Präoperative Patientenaufklärung**

Neben den allgemeinen Operationsrisiken sollten nachfolgende Punkte bei Sinusaugmentationen gesondert besprochen und schriftlich fixiert werden.

➤ anamnestische Erhebung vorangegangener Kieferhöhlenoperationen
➤ anamnestische Feststellung allergischer Rhinitiden (Heuschnupfen), wenn vorhanden Operationstermin in die Wintermonate legen
➤ postoperatives Schnäuzverbot für 14 Tage
➤ Rezeptierung von Nasentropfen für 14 Tage
➤ Verbot von Überseeflügen und Tauchgängen in den ersten 4 Wochen wegen der dadurch bedingten Druckerhöhung
➤ Dislokation von Augmentationsmaterial.

## Operative Technik

- ➤ Infiltrationsanästhesie bukkal und palatinal
- ➤ L-förmige Schnittführung, zunächst leicht nach palatinal versetzt und dann auf Höhe der Prämolaren nach vestibulär weitergeführt
- ➤ Präparation des mukoperiostalen Lappens
- ➤ Bei der Kieferhöhlenoperation werden 2 Techniken unterschieden:
  - „klassischer" Sinuslift mit fazialem Kieferhöhlenfenster (Sinusbodenelevation):
    - Osteotomie eines Fensters im Bereich der fazialen Kieferhöhlenwand (Abstand zum krestalen Alveolarkamm > 1 cm, um Alveolarfortsatzfrakturen zu vermeiden)
    - vorsichtiges Ablösen der Schneider-Membran mit Sinuslift-Instrumenten
    - misst die Kammhöhe des Alveolarfortsatzes 4 mm oder mehr, ist ein einzeitiges Vorgehen möglich (Augmentation und Implantation)
    - beim einzeitigem Vorgehen zunächst Implantatbohrung und Einbringen des Implantats
    - Einbringen des Augmentats mit Auffüllung der Neokavität bis in den Bereich der palatinalen Kortikalis
  - transalveolärer Sinuslift:
    - krestale Pilotbohrung je nach Knochenqualität bis auf die innere Kortikalis
    - Mobilisation des Knochendeckels mit entsprechenden Kondensatoren unter gleichzeitiger Durchmessererweiterung des Implantatstollens
    - domförmige Elevation der Schneider-Membran
    - ggf. Einbringen des Augmentats
    - Einbringen des Implantats.

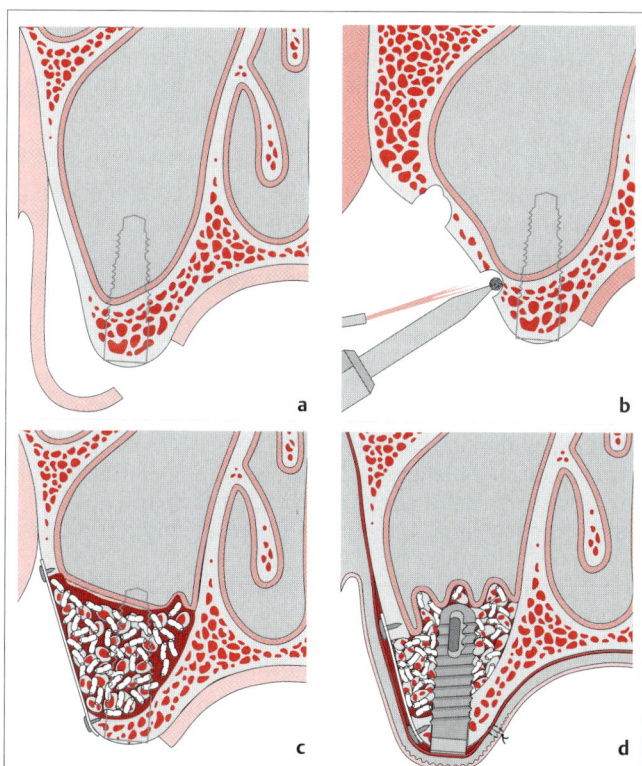

Abb. 9.**7 a – d** Sinusbodenelevation und Augmentation.
**a** Nach palatinal versetzte Schnittführung
**b** Zugang bei der Sinusbodenelevation – Osteotomie der lateralen Kieferhöhlenwand mit grobem und feinem Bohrer.
**c** Zweizeitiger Sinuslift mit partikulärem Augmentat.
**d** Einzeitiger Sinuslift mit partikulärem Augmentat und vestibulärer Membranstabilisierung.

➤ **Prinzip:**
  - solitäres Auffüllen von Raum schaffenden Defekten mit Knochenersatz oder Zugabe desselben zum autogenen Knochen.
➤ **Ziel:**
  - Verzicht auf die Entnahme körpereigenem (autogenen) Materials zur Auffüllung von Defekten
  - Erhöhung des Volumens des gewonnenen körpereigenen Materials
  - Zugabe formstabilen Knochenersatzmaterials zum körpereigenen Knochen im Sinne einer Resorptionsprotektion.
➤ **Indikation:**
  - Sinusbodenaugmentation (ein- und zweiseitig)
  - Augmentation Raum schaffender Defekte.

## Einteilung

➤ *Allogene Knochentransplantate:*
  Spender und Empfänger genetisch nicht identisch, gehören aber der gleichen Spezies an (Mensch – Mensch).
  - Auf Grund des bestehenden Restinfektionsrisikos durch den Erregertransfer vom Donor auf den Rezipienten spielen allogene Knochenersatzmaterialien in der Implantologie zurzeit keine Rolle.
➤ *Xenogene Knochentransplantate:*
  stammen von einer anderen Spezies (z. B. Rind, Schwein).
  - Für ihren klinischen Einsatz spielt die interkonnektierende Porengröße eine wichtige Rolle, in die vom Lagerknochen Osteozyten auf der Spur einsprossender Gefäße eindringen und so das gesamte Material durchwachsen können.
  - Die Hohlräume füllen sich mit Eigenknochen, wobei der Eigenknochen sich wie eine Tapete dem Gerüst des xenogenen Knochenmaterials anlagert. Sie sind je nach Herstellungsprozess resorbierbar.
➤ *Alloplastische Knochenersatzmaterialien:*
  Gesamtgruppe der synthetischen Ersatzmaterialien.
  - Sie sind verfügbar als Hydroxylapatit (HA), als Tricalciumphosphat (TCP) und als Biogläser.
  - Auch Mischprodukte aus HA und TCP werden angeboten.
  - Auf Grund ihrer Herkunft bergen synthetische Materialien nicht die Gefahr der Übertragung von Krankheiten.

## Auswahl des geeigneten Knochenersatzmaterials

➤ Der solitäre Einsatz von Knochenersatzmaterialien sollte nur bei Raum schaffenden Defekten und bei der Sinusbodenaugmentation erwogen werden.
➤ Aus juristischer Sicht ist es ratsam, dass der Behandler im Rahmen der Operationsaufklärung mit dem Patienten die Auswahl des Knochenersatzmaterials bespricht.
➤ Es sollten nur Knochenersatzmaterialien Einsatz finden, die eine Zulassung in Europa haben (CE-Zertifizierung).
➤ Generell sollten Biogläser im Rahmen augmentativer Maßnahmen auf Grund ihrer Abbaucharakteristik keine Einsatz finden.
➤ Je größer die Schüttgröße, desto formstabiler ist ein Knochenersatzmaterial.
➤ Je kleiner die Schüttgröße, desto höher wird der Volumenanteil an neu gebildetem Knochen.
➤ Knochenersatzmaterialien in Blockform haben sich zurzeit klinisch noch nicht etabliert.

## Material

➤ Chirurgisches Standardinstrumentarium
➤ Knochenersatzmaterial
➤ 5 ml venöses Patientenblut
➤ Anmischgefäß
➤ Applikator.

## Präoperative Patientenaufklärung

Neben der Erläuterung der allgemein üblichen Operationsrisiken sollten folgende Punkte beim Einsatz von Knochenersatzmaterial für augmentative Maßnahmen gesondert besprochen und schriftlich fixiert werden:
➤ Frage der Abbaubarkeit des Materials
➤ Herkunft des Materials
➤ Existenz und Herkunft möglicher aktiver Proteinstrukturen im Knochenersatzmaterial.

## Operative Technik

➤ Vorbereitende Maßnahmen:
  – Anfertigung einer zweiteiligen OP-Schablone zur Visualisierung des Volumens und der Position des Augmentats
  – präoperativ Verabreichung einer Antibiose (nach Richtlinien der DGZMK)
  – ggf. Gabe eines Antiphlogistikums
  – Entnahme von 5 ml autogenem Blut
  – Anmischen des Knochenersatzmaterials mit dem entnommenen Blut.

## Merke

➤ Knochenersatzmaterialien müssen biokompatibel sein und eine im Verarbeitungsland gültige Zulassung aufweisen.
➤ Bei abbaubaren Materialien müssen auch deren Degradationsprodukte biokompatibel sein. Bei Kombination von Präparaten sind Wechselwirkungen zu berücksichtigen.
➤ Knochenersatzmaterialien werden in resorbierbar und nichtresorbierbar eingeteilt:
  – nichtresorbierbar: Hydroxlapatite, korraline Materialien
  – resorbierbar: Tricalciumphosphate, native Hydroxylapatite sowie Biogläser.
➤ Die durch die Degradationskinetik der Materialien hervorgerufenen Prozesse dürfen nicht die knöcherne Reparation behindern oder zu einer übermäßigen Degradation des Knochenersatzmaterials führen.
➤ Alle Knochenersatzmaterialien besitzen nur osteokonduktiven Charakter, wenn nicht vitale Proteinstrukturen wie Bone Morphogenic Proteine (BMP) enthalten sind.

## Anästhesie

➤ Vorzugsweise Leitungs- oder Infiltrationsanästhesie.

## Lagerpräparation

➤ Leicht nach palatinal versetzte Schnittführung im Oberkiefer
➤ krestale Schnittführung im Unterkiefer; ggf. Präparation des Kieferhöhlenfensters und Elevation der Schneider-Membran.

**Knochenersatzmaterialien** _____

## Augmentation _____

➤ Einbringen des angemischten Knochenersatzmaterials (ggf. in Kombination mit partikulierten autogenen Knochen); ggf. Adaptation der Membran
➤ Verschluss der Weichteile
➤ Anbringen eines äußeren Druckverbandes mit Hilfe von Zügelungspflastern.

## Nachsorge _____

➤ Nach Sinusaugmentationen Schnäuzverbot und Verschreibung von Nasentropfen für 14 Tage
➤ bei zahnlosen Patienten Prothesenkarenz für 4 Wochen, sofern keine gleichmäßige Belastung und Abstützung eines Interimsersatzes möglich ist.
➤ regelmäßige Wundkontrolle (wöchentlich) und Adaptation der Prothesenbasis.

## Risiken der Knochenersatzmaterialien _____

➤ Fremdmaterialien können nur zu einem bestimmten Umfang ein biologisch stabiles Knochenlager aufbauen.
➤ Die Anwendung erfordert in der Regel eine Kombination mit Membrantechniken
➤ Bei umfangreichen Defekten ist eine sichere Weichgewebsabdeckung zu erzielen, damit durch eine Wundinfektion nicht ortsständiger Knochen resorbiert oder Implantate am Kieferkamm vestibulär freiliegen.
➤ Zur Sicherstellung des Behandlungserfolges und eines frühzeitigen Erkennens von Weichgewebsperforationen ist ein enges Recall notwendig

➤ **Prinzip:**
- Abgrenzung eines Hohlraumes mit Hilfe einer Membran (resorbierbar oder nichtresorbierbar) zur Knochenneubildung.

➤ **Ziel:**
- mechanische Barriere zur Verhinderung der Besiedelung und des Auffüllens des Knochenhohlraumes oder -defekts mit rasch proliferierenden Bindegewebezellen, sodass der Defekt knöchern regenerieren kann
- partikuläres Augmentationsmaterial lokal stabilisieren.

➤ **Indikation:**
bei primär zu geringem Knochenangebot:
- einzeitig (mit Implantatinsertion)
  - apikale Fenestrationsdefekte
  - bukkale/krestale Kammdefekte
  - laterale Inkongruenz
  - absolute Augmentationen (mit autogenen Blocktransplantaten)
- zweizeitig (nur Augmentation)
- sekundär reduziertes Knochenangebot (Periiimplantitistherapie).

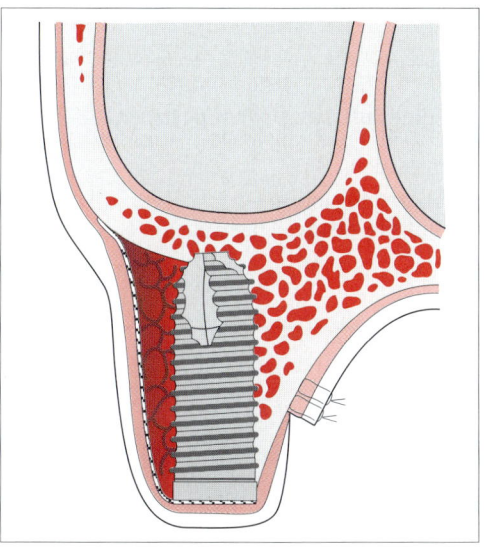

Abb. 9.**8**  Superimposition einer Membran bei Augmentation und Implantation bei einem nicht Raum schaffenden Defekt.

## Einteilung

➤ Nichtresorbierbare Membranen:
- expandiertes Polytetrafluorethylen (e-PTFE, Gore-Tex)
- nichtexpandiertes Polytetrafluorethylen (n-PTFE, TEFGEN)
- Folien aus aliphatischem Polyurethan (PUR)
- Titanfolien (Titan-Bone-Shield).

➤ Für die nichtresorbierbaren Membranen sind wichtig:
- Applizierbarkeit für spannungsfreien Wundverschluss
- Definition des Zeitpunkts der Membranentfernung
- Einwachsverhalten in neu gebildete Knochenstruktur
- Infektionsanfälligkeit.

**Membrantechniken**

➤ Autolytisch resorbierbare Membranen mit 2 biologisch abbaubaren Produktklassen:
  – alloplastischen, synthetischen Polymeren wie Polylactiden und Polyglykoliden
  – xenogenen Kollagenen.
➤ Für die resorbierbaren Membranen sind wichtig:
  – Degradationszeit
  – Bioakzeptanz des Membranmaterials und der bei Degradation auftretenden Abbaupro-dukte (Biokompatibilität) besonders in Wechselwirkung zu resorbierbaren Knochen-ersatzmaterialien
  – ausreichend lange Barrierefunktion zum Schutz der Gefäße und Knochen bildenden Zellen gegen kompetitive Weichgewebszellen
  – bei Resorption der Membran soll keine klinisch manifeste Entzündungsreaktion ausge-löst werden
  – bei Resorption der Membran sollen keine für die Knochenneubildung hinderlichen Ab-bauprodukte freigesetzt werden
  – Antigenfreiheit (besonders xenogene Membranen), d.h. Verhinderung einer Immuni-sierung des Patienten
  – Desintegration (Strukturauflösung) mit Verlust der mechanischen Barrierefunktion erst dann, wenn die Reossifikation des Knochendefekts abgeschlossen ist
  – Erhaltung der Barrierefunktion über mindestens 3 Monate.

**Auswahl des geeigneten Membranmaterials**

➤ Es sollten nur Membranen Einsatz finden, die eine Zulassung in Europa haben (CE-Zertifi-zierung).
➤ Biokompatibilität (Gewebeverträglichkeit).
➤ Zellokklusivität (verhindern, dass Bindegewebszellen eindringen)
➤ Formstabilität (kein Kollabieren unter dem Andruck des Weichgewebes)
➤ klinisches gute Handhabbarkeit.

**Material**

➤ Chirurgisches Standardinstrumentarium
➤ Augmentationsmaterial
➤ 5 ml autogenes Blut
➤ ggf. Fixationshilfe wie Schrauben oder Pins.

**Präoperative Patientenaufklärung**

Neben der Erläuterung der allgemein üblichen Operationsrisiken sollten folgende Punkte beim Einsatz von Membranen für augmentative Maßnahmen gesondert besprochen und schriftlich fixiert werden:
➤ Frage der Abbaubarkeit des Materials
➤ Herkunft des Materials
➤ spezifische Risiken der frühzeitigen Membranexposition.

**Operative Technik**

➤ Vorbereitende Maßnahmen:
  – Konturierung der Membran
  – präoperative Antibiose (nach Richtlinien der DGZMK)
  – ggf. Gabe eines Antiphlogistikums
  – Entnahme von 5 ml autogenem Blut.

## Anästhesie

➤ Vorzugsweise Leitungs- oder Infiltrationsanästhesie.

## Lagerpräparation

➤ Schnittführung so wählen, dass die zu platzierende Membran nicht unter den Wundrändern zum liegen kommt
➤ oral Präparation einer Periosttasche zur Membranaufnahme
➤ ggf. Periostschlitzung vor Membranplatzierung
➤ bei einzeitigem Vorgehen Stanzung der Membran zur Fixation mit Verschlussschraube.

## Membranapplikation

➤ Einbringen des Augmentats
➤ Fixation der Membran in der oralen Periosttasche und mit Hilfe von resorbierbaren Pins oder Titannägeln zur Lagesicherung
➤ vestibuläre Adaptation unter Benetzung mit Eigenblut
➤ Verschluss der Weichteile
➤ Anbringen eines äußeren Druckverbandes mit Hilfe von Zügelungspflastern.

## Nachsorge

➤ Bei zahnlosen Patienten 4 Wochen Prothesenkarenz, sofern keine gleichmäßige Belastung und Abstützung eines Interimsersatzes möglich ist.
➤ regelmäßige wöchentliche Wundkontrolle und Adaptation der Prothesenbasis.

## Risiken der Membrantechniken

➤ Membranen sollten immer in Verbindung mit Knochenersatzmaterialien verwendet werden.
➤ Bei umfangreichen Defekten ist eine sichere Weichgewebsabdeckung zu erzielen, damit durch eine Wundinfektion nicht ortsständiger Knochen resorbiert oder Implantate am Kieferkamm vestibulär freiliegen.
➤ Zur Sicherstellung des Behandlungserfolges und eines frühzeitigen Erkennens von Weichgewebsperforationen ist ein enges Recall notwendig.

**Weichgewebeausformung**

## Prinzip

➤ Durch die Eröffnungsoperation werden Weich- und Hartgewebe um das Implantat für eine Rekonstruktion des periimplantären Weichgewebes strukturiert.

## Krestale Inzisionseröffnung

➤ **Indikation:**
- breite fixierte Gingiva
- dicke Schleimhaut
- ästhetisch wenig relevantes Areal.
➤ **Vorgehen:**
- Im Bereich der Implantate jeweils halbmondförmiger Exzision der Schleimhaut
- Transposition der exzidierten Schleimhaut zwischen Implantate
- Adaptation der Wundränder.

## Krestale Aufdehnung

➤ **Indikation:**
- breite fixierte Gingiva
- dicke bis mitteldünne Schleimhaut
- vor allem funktionelle Versorgungen (Stege, Brücken).
➤ **Vorgehen:**
- im Bereich des Zentrums des Implantats Inzision über die Breite der Verschlussschraube
- Mobilisierung der Schleimhaut mit einem scharfen Sinusinstrument oder einem breiten Exkavator nach vestibulär und lingual
- **Cave:** im Oberkiefer Inzision am palatinalen Implantatrand.

## Rolllappenplastik

➤ **Indikation:**
- dünne Schleimhaut
- ästhetisch relevantes Areal.
➤ **Vorgehen:**
- Inzision 0,5 cm palatinal vom Implantatrand

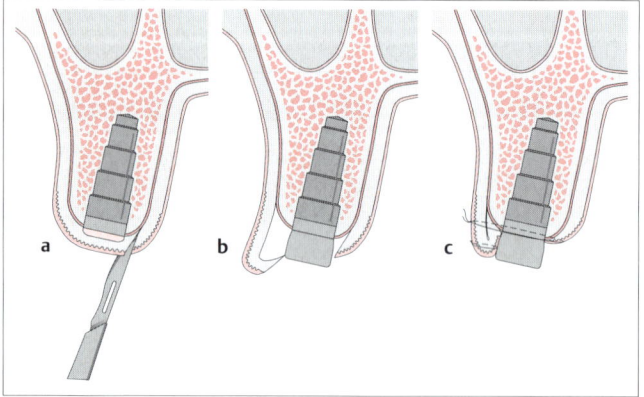

Abb. 10.**1 a–c** Rolllappenplastik: Schnittführung (**a**), Weichgewebepräparation (**b**) und Nahtlegung (**c**).

- Präparation eines Bindegewebelappens nach palatinal
- Lösen des Bindegewebe-Mukosa-Lappens nach vestibulär
- Insertion des Gingivaformers, evtl. Fixierung des Weichgewebes, sofern das verwendete Implantatsystem Gingivaformer mit Perforationen zur Aufnahme der Naht anbietet
- Einrollen des Bindegewebelappens vestibulär
- Adaptation vestibulär am Gingivaformer

## Papillenrekonstruktionsplastik

➤ **Indikation:**
- ästhetisch relevanter Bereich
- Verlust der Papillen an den Nachbarzähnen
- Zustand nach Augmentation, besonders nach Mobilisierung durch Periostschlitzung.

➤ **Vorgehen:**
- mediane Inzision ca. $1/4$ vom Durchmesser des Implantats nach krestal, damit Schleimhaut nach vestibulär verlagert wird
- Präparation der Schleimhaut an den Nachbarzähnen von palatinal nach vestibulär zur Rekonstruktion der Papillen
- Trennung der keratinisierten Schleimhaut über der Verschlussschraube in einen mesialen und distalen Lappen zur Stützung der Papillen von palatinal.

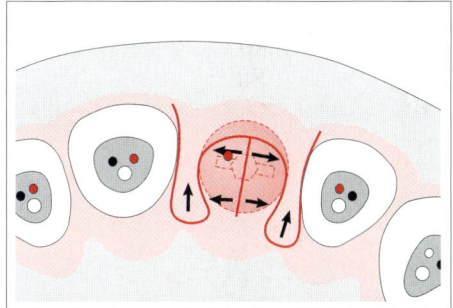

Abb. 10.**2** Nach palatinal gerichtete Schnittführung für die W-Plastik nach Haessler zur schonenden Freilegung von Implantaten im ästhetisch relevanten Areal.

## Bindegewebetransplantation

➤ **Indikation:**
- Unterstützung der periimplantären Weichgewebesituation durch ein Bindegewebetransplantat vom Gaumen.

➤ **Vorgehen:**
- Zur Prophylaxe bei Verletzung der A. palatina oder starker Blutung Herstellung einer Gaumenverbandsplatte
- Entnahme des Transplantates durch Inzision ca. 3 mm des Margo ginigivalis am Gaumen und supraperiostaler und subepithelialer Präparation auf der Höhe der Zähne regio 2 – 6 im Oberkiefer
- bei Anwendung in der Oberkieferfront gestielte Präparation bis zum Empfängerareal
- Fixation mit Rückstichnaht bei tunnellierender oder supraperiostaler Präparation der Empfängerstelle.

➤ **Merke:** Arteria palatina ab regio 6 nach distal schwer zu stillende Blutung möglich

## Knochendarstellung

➤ **Indikation:**
  – Bei subkrestal gesetzten Implantaten oder bei der Anwendung von Augmentationtechniken kann sich Knochen oberhalb der Implantatverschlussschraube oder des Implantatanschlusses gebildet haben.

➤ **Vorgehen:**
  – Mit den systemspezifischen Instrumenten wird das Hartgewebe oberhalb der Verschlussschraube entfernt, um die Sekundärteile spaltfrei einsetzten zu können.
  – Die Präparation sollte so gering wie möglich erfolgen, damit der wichtige krestale periimplantäre Knochen geschont wird.
  – Beim Abtragen des Hartgewebes ohne systemspezifische Instrumente werden mittelgroße Rosenbohrer oder Küretten verwendet. Die Verschlussschraube sollte zum Schutz der Implantatanschlussgeometrie in situ verbleiben.

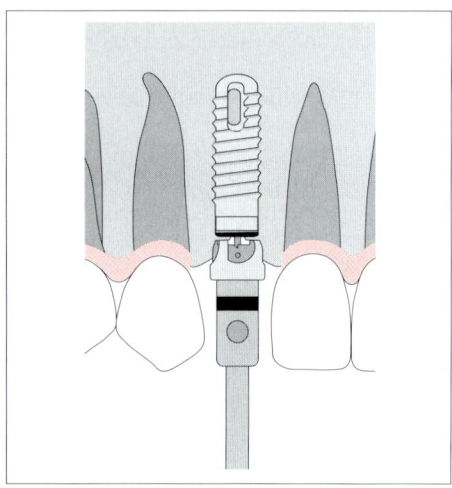

Abb. 10.**3** Entfernung von über der Verschlussschraube gebildetem Knochen bei der Freilegungsoperation mit systemspezifischen Spezialinstrumenten.

## Prinzip

➤ Bei der Abdrucknahme wird mit dem systemspezifischen Aufbauteil für die Abdrucknahme die Implantatposition und die Situation des periimplantären Weichgewebes auf das Meistermodell übertragen. Bei zweiteiligen Implantaten kann die Abdrucknahme auch über die Sekundärteile für Brücken und Stege durchgeführt werden.
➤ Je nach Indikation und Implantatdesign werden folgende Techniken bevorzugt:

## Übertragung des Implantatniveaus

➤ **Indikation:**
– ästhetische Einzelkronen oder Brückenpfeiler
– dünne Schleimhautverhältnisse.
➤ **Vorgehen:**
Nach Entfernen der temporären Verschlussschrauben wird der Übertragungsaufbau in die Rotationssicherung eingesetzt. Je nach System stehen Hilfsteile für eine verbesserte Retention in der Abformmasse zur Verfügung.

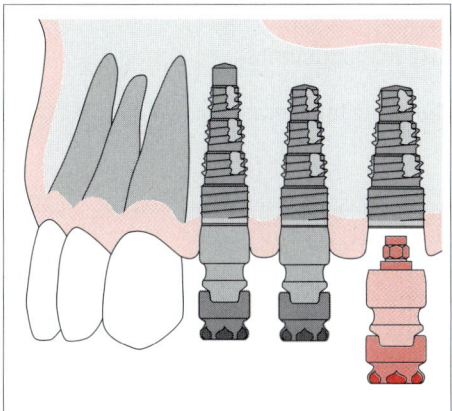

Abb. 10.**4**   Übertragung der Implantatposition mit Rotationssicherung durch Übertragsaufbau mit Repositionshilfe.

## Übertragung des Schleimhautniveaus

➤ **Indikation:**
– funktionelle Brücken- oder Stegversorgungen
– anguliert inserierte Implantate.

## Abdrucknahme

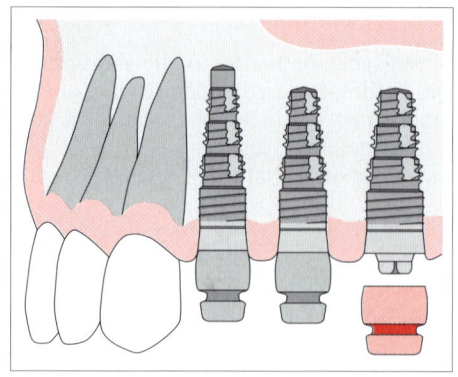

Abb. 10.**5**   Übertragung der Aufbauposition durch rotationssymmetrische Abformung auf Schleimhautniveau.

### Pickup-Technik

➤ **Indikation:**
- – Einzelkronen mit hoher Schleimhaut
- – multiple Implantate bei Übertragung des Schleimhautniveaus.

➤ **Kontraindikation:**
- – divergierende Pfeiler bei starker Führung durch die Implantataufbauverbindung
- – eingeschränkte Mundöffnung

### Repositionstechnik

➤ **Indikation:**
- – Brücken bei divergierender Achspositionen
- – Einzelkronen mit konfektionierten Löffel.

Bei sehr dicker Schleimhaut ist auf eine ausreichende Retention der Abdruckpfosten im Abdruckmaterial zu achten, damit die Retentionselemente sicher im Material geführt sind.

## Prinzip

➤ Für die Herstellung eines funktionell und ästhetisch optimalen Zahnersatzes ist die situationsgerechte Wiedergabe der klinischen Situation notwendig.

## Vorgehen

➤ Überprüfung des Sitzes der Übertragungsaufbauten in der Abformung.
➤ Bei subgingival inserierten und abgeformten Implantaten ist die Herstellung einer Schleimhautmaske erforderlich.
  – Vorteile:
    • durch die abnehmbare Maske genaue Überprüfung der Aufbauteile auf dem Modell
    • kein Abplatzen des Gingivaverlaufs durch Auswechselns der Sekundärteile
  – **Cave:** Schleimhautmaskenmaterial darf sich mit Abformmaterial nicht chemisch verbinden (Kombination mit Silikon und Polyethergummi ist verträglich).
➤ Bei standardisierten Laborbauteilen entfällt die Notwendigkeit der Anfertigung eines Kontrollmodells, da die Position der Laborimplantate sich während der zahntechnischen Arbeit nicht verändert. Sollten Fräsarbeiten hergestellt werden, empfiehlt sich die Verwendung sog. Fräsimplantaten aus Edelstahl.
➤ Bei der Herstellung von Verbundbrücken wird das Sägeschnittmodell nur für die natürlichen Pfeiler erstellt. Die Implantatpfeiler werden aus dem Meistermodell für die Arbeitsschritte nicht herausnehmbar gestaltet.

## Okklusion und Artikulation

➤ Durch die Implantatversorgung soll die Kauleistung des Patienten wiederhergestellt werden. Bei Implantaten fehlt durch die Osseointegration die taktile Rückkopplung des Zahnhalteapparates bei drohenden funktionellen oder parafunktionellen Belastungen. Daher sollten Überlastungen durch eine Gestaltung des okkusalen Reliefs vermieden werden.
➤ Folgende Okklusions- und Artikulationskonzepte reduzieren die Belastung und sichern die Funktionalität der Versorgung:
  – Punktzentrik in der Statik
  – Freiheit in der Dynamik
  – keine exzentrische Fehlbelastungen
  – vollwertige zentrische Kontakte.
➤ Bei totalem Zahnersatz ist folglich eine Frontzahn-Eckzahn-Führung anzustreben.

➤ **Indikation:**
   – Einzelzahnlücken oder multiple Einzelkronen im Sinne der Zahn-für-Zahn-Versorgung bei Schaltlücke oder Freiende.
➤ Konstruktionsprinzip:
   – idealer Implantatdurchmesser bei Einzelkronen im Kauzentrum mindestens 4 mm
   – Implantatlänge mindestens 13 mm
   – Wiederherstellung der Kaufunktion
   – Erhaltung der anatomischen Strukturen des Hart- und Weichgewebes
   – Verwendung von Implantaten mit tiefer im Implantat liegender Rotationssicherung.
➤ **Vorgehen:**
   – Abformung der Implantatpostition unter besonderer Berücksichtigung des periimplantären Weichgewebes
   – zahntechnische Herstellung der Einzelkronen nach den unten aufgeführten Verankerungsprinzipien.

## Zementierte Verankerung ──────────────────────────

➤ **Indikation:**
   – Bei geringen Platzangebot besonders in orovestibulärer Richtung ist eine zementierte Verankerung der Verschraubung vorzuziehen.
➤ **Kontraindikation:**
   – weiterer implantologischer Behandlungsbedarf innerhalb der nächsten 24 Monate, da bei Erweiterung der Versorgung die Entfernung der Krone notwendig wird
   – Schleimhauthöhen > 2 mm oberhalb der Präparationsgrenze.
➤ **Vorgehen:**
   – konventionelle Metallkrone mit Kunststoff oder Keramikverblendung mit oraler Retention für Kronenheber zum optionalen Entfernen der Krone
   – konventionelle Vollkeramikkrone auf keramischen Aufbau oder auf mit Titankeramik verblendeter Einzelkronenaufbau
   – Eingliederung des Implantataufbaus mit definiertem Drehmoment der Halteschraube
   – dichter Verschluss des Schraubkanals mit Wachs oder provisorischem Füllungsmaterial, um ein Einfließen des Zements in die Halteschraubengeometrie zu verhindern
   – Zementierung, wenn möglich mit provisorischen Zement.

## Axial verschraubte Verankerung ──────────────────

➤ **Indikation:**
   – Die Befestigung der Einzelkrone mit der axialen Halteschraube ist bei senkrechter Implantatposition in Seitenzahnbereich möglich oder bei palatinaler Position im Frontzahnbereich.
➤ **Kontraindikation:**
   – Schraubkanal im sichtbaren Bereich oder dünne Gestaltung der vestibulären Verblendung durch Schraubkanal.
➤ **Vorgehen:**
   – Verkleben einer konventionell hergestellten VMK-Krone auf einem Einzahnaufbau mit Perforation der Krone zum Zugang zum Schraubkanal.
   – Direkte Keramikverblendung eines Titanaufbaus
   – Direkte Keramikverblendung eines angussfähigen Aufbaus
   – Eingliederung der Einzelkrone mit definierten Drehmoment der Halteschraube
   – Der Zugang zum Schraubkanal wird nach Abdeckung des Schraubenschlitzes mit Wachs oder Guttapercha mit Kunststoff (lichthärtend) verschlossen.

## Horizontal bzw. transversal verschraubte Verankerung

➤ **Indikation:**
- Befestigung der Einzelkronen für bedingt abnehmbare Versorgung zum regelmäßigen Recall
- einfache Erweiterung der Konstruktion bei späterer weiterer Implantation.

➤ **Kontraindikation:**
- geringes Platzangebot in orovestibulärer Ausdehung
- schwieriger Zugang, z. B. im Unterkiefer-Seitenzahnbereich.

➤ **Vorgehen:**
- Herstellung einer VMK-Krone mit einer Horizontal- oder Transversalschraube in einem Titan- oder angegossenen Aufbau
- Führung der Halteschraube im Metallgerüst notwendig, damit keine Spannungen auf Keramikverblendung übertragen werden.

## Aufbauten

Für die meisten Systeme werden verschiedene Aufbauten für die unterschiedlichen zahntechnischen Konzepte angeboten:

➤ Titanaufbauten:
- Standardversorgungen mit idealer Position des Implantats für die Aufnahme einer zahntechnisch konventionell hergestellten Metallkeramikkrone
- durchschnittliche Weichgewebesituation: Höhe > 1,5 mm
- Höhe des Präparationskonus sollte $^2/_3$ der Krone betragen.

➤ Keramikaufbauten:
- ästhetisch relevante Bereiche, besonders bei geringer Weichgewebehöhe
- Patienten mit hohem Allergiepotenzial
- direkte Verblendung als Einstückkrone möglich.

➤ Angussfähige Aufbauten:
- Durch Angussfähigkeit der Anschlussgeometrie kann der Zahntechniker den Aufbau individuell gestalten.
- Besonders geeignet bei ungünstiger Implantatposition, langer und großvolumiger Krone.
- **Cave:** Je nach verwendeter Legierung zeigen die Gewinde für Horizontalverschraubungen keine hohe Standfestigkeit.
- Direkte Verblendung als Einstückkrone möglich.

➤ Kunststoffaufbauten:
- Interimsversorgung zur Ausformung des Weichgewebes oder zur temporären Versorgung bei umfangreicher Rehabilitation
- **Cave:** Rezessionen des Weichgewebes können durch Kunststoff oder Provisorium bedingt sein.

**Brückenversorgung**

➤ **Indikation:**
  – Schaltlücke und Freiendsituation mit Bedingung: Anzahl der zu ersetzenden Kronen $<$ Anzahl der vorhandenen Implantate
  – Implantate mit Kronen-Implantat-Verhältnis $> 1$
  – im Kauzentrum Implantatdurchmesser $< 4$ mm
  – kurze Implantate bei schlechter Knochenqualität
  – enger Stand der zu ersetzenden Kronen, z. B. in der Unterkieferfront.

## Zementierte Versorgung

➤ **Indikation:**
  – ästhetische Brücke ohne absehbaren Erweiterungsbedarf.
➤ **Vorgehen:**
  – siehe Einzelkronen, unter Berücksichtigung einer ausreichenden Dimensionierung der Gerüste an den Brückengliedern, damit unter der kaufunktionellen Belastung keine Deformationen auftreten.

## Verschraubte Versorgung

➤ **Indikation:**
  – komplexe Restaurationen mit bedingter Abnehmbarkeit für Recall und Erweiterungsfähigkeit.
➤ **Vorgehen:**
  – siehe Einzelkronen, unter Berücksichtigung einer ausreichenden Dimensionierung der Gerüste an den Brückengliedern, damit unter der kaufunktionellen Belastung keine Deformationen auftreten.

## Abnehmbare Versorgung

➤ **Indikation:**
  – Ausgleich von Hartgewebedefekten durch Suprastruktur
  – ungleichmäßige Implantatverteilung mit der Gefahr der phonetischen Beeinträchtigung in der Oberkieferfront.
➤ **Vorgehen:**
  – bei ausreichender Dimension der Implantate und guter Knochenqualität Versorgung mittels Doppelkronen
  – sonst verblockte Implantatkronen im Sinne von Stegverankerung (Vorgehensweise siehe Stegversorgung auf 4 und mehr Implantaten im zahnlosen Kiefer).

## Steg mit 2 Implantaten

➤ **Indikation:**
  – Bei 2 Implantaten ist keine absolute Stabilisierung der Prothese möglich, da die Rotation der Prothese um die Rotationsachse nicht ausgeschlossen werden kann. Die Retention der Prothese wird bei ausgeprägtem Kieferkamm durch die laterale Abstützung gesichert.
➤ **Kontraindikation:**
  – Aufgrund der geringen Fixation ist diese Versorgung für die Anwendung im Oberkiefer nicht geeignet.
➤ Konstruktionsprinzip:
  – Als Retentionsmittel der Wahl ist ein Steggelenk oder Rundsteg zu verwenden.

## Steg mit 4 oder mehr Implantaten

➤ **Indikation:**
  – Bei 4 Implantaten kann die Prothese im Unterkiefer rein implantatgetragen fixiert werden.
  – Im Oberkiefer ist je nach Höhe des Gaumendachs eine Skelettierung möglich, eine Schleimhautabstützung ist empfehlenswert.
➤ Konstruktionsprinzip:
  – Als Retentionselemente können 3 oder bei der Anwendung von Extensionen 5 Reiter verwendet werden. Die Anwendung von Steggelenken oder Rundstegen zeigt lediglich Unterschiede in der zahntechnischen Verarbeitung. Der Steg sollte einen Mindestdurchmesser von 3 mm aufweisen.
  – Bei einem parallel gefrästen Steg können sekundäre Retentionselemente wie Riegel oder Attachments angebracht werden. Doppelkronenversorgungen zeigen die günstigsten Langzeitergebnisse mit eingeklebten Galvanosekundärteilen in der abnehmbaren Struktur.
  – Zur Reduzierung des Volumens der Suprastruktur kann ein Stahlgerüst angefertigt werden, dies empfiehlt sich jedoch nur bei der nicht schleimhautgestützten Verankerung.

## Kugelkopfattachments

➤ **Indikation:**
  – bei lediglich 2 Implantaten muss im Unterkiefer eine Stabilisierung gegen laterale Kräfte durch einen ausreichend hoch dimensionierten Kieferkamm gewährleistet sein.
  – 4 Implantate im Unterkiefer ermöglichen die schleimhautgestützte Retention der Deckprothese.
➤ **Kontraindikation:**
  – Anwendung im Oberkiefer aufgrund der geringen Knochenqualität, je nach Indikationsstellung der Hersteller möglich.

## Doppelkronen

➤ **Indikation:**
  – 4 Implantate sind für die implantatgestützte Retention im Unterkiefer notwendig.
  – Im Oberkiefer werden mindestens 4 Implantate für die Retention der Deckprothese verwendet. Für die gaumenfreie Verankerung sind 6 Implantate notwendig.

➤ Konstruktionsprinzip:
  – Primärteleskop auf Einzelkronenaufbau individuell in Edelmetall gegossen oder mit vorfabrizierten Aufbauten aus Titan gefräst, Systemkomponenten mit präfabrizierten 4° oder 6° Konus
  – Sekundärteil als Galvanokäppchen in gegossene Suprastrukturgerüst eingeklebt (Mesokonstruktion).

## Abnehmbare Brücken

Siehe Stegversorgung auf 4 oder mehr Implantaten.

## Verbundbrücke

➤ Zu Beginn der modernen Implantologie Mitte der 1980er-Jahre wurde zur Versorgung des Freiendes nahezu routinemäßig ein Implantat inseriert und mit dem verbleibenden endständigen Pfeiler verbunden. Durch eine nicht starre Verbindung zwischen Pfeilerzahn und Implantat kann es zu einer Dezementierung und einer Intrusion des natürlichen Zahnes kommen. Eine Stufe in der Suprakonstruktion erfordert dann in der Regel eine Neuversorgung.
➤ Dieses Konstruktionsprinzip hat unter den folgenden Voraussetzungen eine vergleichbare Prognose mit rein implantatgetragenen Brücken:
  – Indikation:
    • Überkronungsbedürftigkeit des Pfeilerzahnes
    • unzureichendes Knochenangebot in Zahnnähe
  – Kontraindikation:
    • dauerhafte Lockerung des Pfeilerzahnes
    • verminderte prothetische Wertigkeit des Pfeilerzahnes
  – Konstruktionsrichtlinie:
    • Verbundbrücken müssen als starre Konstruktion ausgelegt sein
    • als geteilte Lösungen aufwändig und teuer.

## Verletzung benachbarter anatomischer Strukturen

➤ Perforation der vestibulären oder oralen Lamelle mit dem Vorbohrer:
  - Therapie:
    • Veränderung der Implantatrichtung
    • bei kleiner Perforation Abdeckung mit Bohrspänen und evtl. Kollagenmembran.
➤ Perforation der vestibulären Lamelle mit Endbohrer oder Implantat:
  - Therapie: Abdeckung mit Bohrspänen, Augmentationsmaterial; bei beschädigtem Periost oder großen Defekt: Fixation des Materials mit Membran.
➤ Perforation der lingualen Lamelle mit Endbohrer oder Implantat:
  - Therapie:
    • bei kleiner Perforation und mindestens 13 mm langem Implantat keine Behandlungsbedürftigkeit
    • bei großer Perforation Präparation einer neue Implantatkavität an anderer Stelle.
➤ Perforation von Sinus maxillaris/Nasenboden:
  - Therapie:
    • siehe Komplikationen Sinusbodenelevation
    • bei kleiner Perforation: Insertion eines Implantats, das kürzer als geplant ist.
➤ Perforation der basalen Unterkieferbasis:
  - Therapie: Insertion eines Implantats, das mit der Unterkieferbasis abschließt.
➤ Schädigung des N. mandibularis:
  - Check: Nerv bei Präparation durchtrennt?
  - Therapie:
    • Entfernung des Implantats, bevor die Osseointegration abgeschlossen ist
    • bei durchtrenntem Nerv: Versuch einer Nervnaht, vgl. Vorgehen bei Nervlateralisation
    • Vitamin B12.
➤ Schädigung der Wurzel:
  - Check: Umfang der Schädigung – Eröffnung der Pulpa?
  - Therapie:
    • Wurzelkanalbehandlung, Wurzelspitzenresektion
    • bei nicht erhaltungsfähigem Zahn: Entfernung der Zähne und Erweiterung der Implantattherapie.

## Interimplantärer Abstand

Dem Abstands natürlicher Zähne entsprechend sollte der Abstand der Implantate auf Knochenniveau mindestens 2 mm betragen.
➤ Implantatabstand < 1 mm:
  - Therapie: Entfernung mindestens eines Implantats, da sonst Gefahr der interimplantären Knochenresorption
➤ Implantatabstand < 2 mm:
  - Therapie: Verwendung von durchmesserreduzierten Aufbauteilen, damit Weichgewebebedeckung zwischen Implantaten erreicht werden kann. Bei fehlender stabiler Weichgewebeabdeckung ist mindestens ein Implantat zu entfernen, um einen Knocheneinbruch und eine später damit einhergehende Periimplantitis zu vermeiden.

## Während der Implantation

### Unzureichende Primärstabilität

➤ Für das Erreichen der Osseointegration ist eine funktionelle Ruhe der Implantate notwendig. Mikrobewegungen $> 100\,\mu m$ müssen ausgeschlossen werden. Je nach Behandlungsprotokoll müssen die Implantate unterschiedliche Primärstabilitäten aufweisen.

➤ Zylinderimplantate benötigen gedeckte Einheilung unter Ausschluss von Mikrobewegungen.

Falls möglich Wahl eines größeren Implantatdurchmessers ohne weitere Aufbereitung der Implantatkavität

Verkeilung des Implantates in der Implantatkavität mittels kortikaler Knochenchips

### Zu hohes Insertionsdrehmoment

➤ Je nach Knochenqualität, Aufbereitungstechnik und Implantatdesign können zu große Insertionsdrehmomente auftreten. Bei konischen Implantaten sind Drehmomente $> 45$ Ncm zu vermeiden.

➤ Durch ein zu hohes Drehmoment kommt es zu Knochenresorptionen und die Implantate werden nicht osseointegriert:

– Nach Erreichen der maximalen Versenktiefe wird das Implantat $^1/_2 - 1$ Umdrehung zurückgedreht, um den komprimierten Knochen zu entlasten.

## Sinusbodenelevation

Die meisten Komplikationen betreffen die Perforation der Schneider-Membran und sind durch eine vorsichtige Weiterpräparation beherrschbar. Ein Abbruch der Operation ist selten notwendig.

➤ Kleine Perforation (Durchmesser < 2 mm):
  – Therapie: Verschluss mit Kollagenfließ, vorsichtige Weiterpräparation.
➤ Große Perforation (Durchmesser > 3 mm):
  – Therapie: Nahtverschluss mit zusätzlicher Abdeckung durch Kollagenfliess und resor-bierbare Membran.
➤ Septen:
  – Therapie:
    • Abtragen der fazialen Kieferhöhlenwand
    • Präparation von getrennten Deckeln und Zugängen
  – **Cave:** Ausgedehnte Septen können zur kaudalen Zweiteilung der Kieferhöhle führen.
➤ Blutung aus der A. alveolaris superior posterior bei Präparation der fazialen Kieferhöhlen-wand.
  – Therapie:
    • kleine Blutung durch Koagulation mit Knopfsonde
    • Verschluss mit Knochenwachs
    • Kompression der fazialen Kieferhöhlenwand mit Luer-Zange.
➤ Mukozele:
  – Therapie: Absaugen durch große Kanüle.
➤ Pyozele:
  – Therapie: Inzision und Spülen mit antibiotischer Lösung.
➤ Postoperative Sinusitis:
  – Therapie
    • lokale Maßnahmen wie Inhalation, Nasentropfen und antibiotische Abschirmung
    • bei Persistenz ggf. operative Revision der Kieferhöhle mit Entfernung aller Fremdma-terialien einschließlich der Implantate.

## Applikation von Membranen und/oder Knochenersatzmaterial

➤ Membranexposition
  – Check:
    • Infektion lokal an Perforation
    • resorbierbare Membran.
  – Therapie:
    • Reinigung und Desinfektion (5 % $H_2O_2$ Tupfer, Chlorhexidin-Gel) 2- bis 3-mal/Woche
    • antibiotische Abdeckung mit knochengängigen und anaerobierspezifischen Antibio-tika
  – Check:
    • Infektion im augmentierten Bereich
    • nicht resorbierbare Membran mit Kapillarwirkung (z. B. GoreTex)
  – Therapie:
    • Blockanästhesie, besonders bei großen, nichtpermeablen Membranen
    • Präparation ausgedehnter Trapezlappen
    • Entfernung infizierten Gewebes
    • bei fixiertem Knochenblock, Abtragen der infizierten Areale
    • plastische Deckung
    • antibiotische Abdeckung mit knochengängigen und anaerobierspezifischen Antibio-tika.

## Weichgewebekomplikation _____

➤ Hämatom/starke postoperative Schwellung
  – Check:
    • Blutung gestoppt?
    • zu starke Kühlung durch Patient
  – Therapie:
    • intermittierende Kühlung durch Patient
    • antibiotische Abschirmung
  – **Cave:** Verletzung der A. lingualis bei lingualer Perforation im anterioren Unterkiefer
  – Therapie:
    • Atmung sicherstellen, eventuell Tracheotomie
    • Revision des Operationsgebiets mit Unterbindung der A. lingualis (meist als Notfall-maßnahme in Allgemeinanästhesie durch MKG-Chirurg)
➤ Postoperative Blutung
  – Check:
    • Adaptation Wunde
    • Manipulation durch Patient
    • Gefäßverletzung
    • Antikoagulanzientherapie
  – Therapie:
    • Druckverband oder steriler Tupfer
    • Revision der Wunde mit zusätzlicher Naht
    • Spülen mit Tramexansäure, evtl. Überprüfen der Antikoagulanzientherapie
    • Veröden oder Abbinden des betroffenen Gefäßes.
➤ Nahtdehiszenz
  – Check:
    • Trauma durch Präparation oder OP-Technik
    • Infektion
    • Nahttechnik
  – Therapie:
    • Reinigung und Desinfektion (5% $H_2O_2$ Tupfer, Chlorhexidin-Gel)
    • sekundäre Granulation
  – bei ausbleibenden Heilung:
    • Entfernen des infizierten Materials (Membran und Knochenaufbaumaterial)
    • bei fixierten Knochenblöcken Abtragen der infizierten, nichtdurchbluteten Schichten
    • nur bei mobilem Schleimhautlappen erneute chirurgische Intervention mit Mobili-sierung und plastischer Deckung.

## Belastung durch Interimsprothese _____

➤ Perforation von Weichgewebe
  – Check:
    • Entzündung im krestalen Implantatbereich
    • Kapuzenbildung über Verschlussschraube
  – Therapie:
    • Eröffnen des Implantats und Insertion eines Gingivaformers
    • Entfernen des Granulationsgewebes
    • Reinigung und Desinfektion (5% $H_2O_2$ Tupfer, Chlorhexidin-Gel)
    • Hohllegen des Interimsersatzes.

➤ Mobilisierung des Implantats
  – Check:
    • Implantat basal verankert
    • Implantat zeigt Knocheneinbruch
  – Therapie:
    • Implantat mobil: Entfernung durch Eindrehinstrument
    • Implantat fest, aber Knocheneinbruch: siehe Therapie bei Komplikation nach Eingliederung der Prothetik.

## Beschädigung der Rotationssicherung

➤ Durch eine nicht beobachtete Lockerung der Aufbauteile während der Gerüstanprobe oder der prothetischen Behandlung.
➤ Durch falsches Platzieren und Fixieren der Aufbauten
 – Check:
  • Ursache der Mobilisation der Suprastruktur
  • Ausmaß der Beschädigung
  • Durchmesser Implantat und Aufbau
 – Therapie:
  • Kleine Verwerfungen der Geometrie können mit einen Scaler entfernt werden.
  • Bei massiven Beschädigungen vergrößern rotierende Instrumente besonders bei Implantaten mit innen liegender Rotationssicherung die Beschädigung noch.
  • Bei Einzelzahnversorgung: Zementierung des Aufbaus im Implantat oder Explantation.
  • Bei Indikation zur Brückenversorgung: Rotationssicherung durch Verblockung mit Nachbarzahn oder -implantat.

## Überdrehen der Verschraubung

➤ Durch ein für das Design der Halteschraube nicht ausgelegtes, zu hohes Drehmoment wird die Halteschraube beschädigt.
 – Therapie:
  • bei Fraktur der Halteschraube siehe Komplikationen nach prothetischer Versorgung durch Fraktur des Aufbaus/der Halteschraube
  • Bei Beschädigung der Instrumentenaufnahme der Halteschraube initial Präparation eines Schraubenschlitzes unter Schonung der Implantatanschlussgeometrie. Bei starker Verankerung im Implantat muss der komplette Schraubenkopf oder Aufbau entfernt werden.
  • Evtl. kann der Aufbau auch für die Aufnahme einer zementierten Krone beschliffen und abgeformt werden.
  • **Cave:** Beschädigung der Implantatanschlussgeometrie.

## Lockerung der Halteschraube

➤ Einer Lockerung der Implantat-Aufbau-Verbindung gehen in der Regel zu hohe mechanische Belastungen oder mangelhafte Fixierung der Verbindung voraus.
– Check:
• Artikulation, Okklusion, Passung der Suprastruktur
• erzeugtes Drehmoment, Vermeidung von Spalten zwischen Aufbau und Implantat durch Einklemmen von Weichgewebe
– Therapie:
• Verringerung von Artikulations- und Okklusionskontakten
• spaltfreie Fixation der Aufbauteile und Suprastruktur mit vom Hersteller angegebenen Drehmoment.
➤ Einzelzahnversorgung
– Check: Restrotation Aufbau im Implantat sowie Aufbau mit Krone
– Therapie:
• Nachbearbeitung der Passung der Krone
• zusätzliche Stabilisierung an Nachbarzähnen.
➤ Brücke
– Check: Passung der Suprastruktur inklusive Aufbau
– **Cave:** Bei starker prothetischer Belastung (z. B. Bruxismus, Fehlfunktion) kann es zu Deformationen des Gerüsts kommen.
– Therapie. Nachbearbeitung oder Neuanfertigung des Gerüsts.
➤ Steg oder Versorgung mit Extension
– Check:
• Länge der Extension
• Bei Implantat-/schleimhautgetragenen Prothesen muss die freie Rotation der Basis um Steg und Stegpfosten gewährleistet sein, sonst wird die Hebelwirkung auf die Stegretention zu groß.
– Therapie:
• Reduktion der Kontakte auf Länge der Extension
• Basis um Stegretention und -pfosten freischleifen.

## Fraktur von Aufbau/Halteschraube

➤ Bei nicht erkannter Lockerung der Halteschraube kann die Wechselbelastung durch die Mastikation zu einem Ermüdungsbruch der Halteschraube oder des Aufbaus führen.
– Check: Ursache für Schraubenlockerung
– Therapie:
• Entfernung des Fragments mit Häkchensonde oder Ultraschallspitze
• Anwendung der systemspezifischen Reparatursätze
– **Cave:** Ein nicht geführtes Ausbohren mit gewöhnlichen zahnärztlichen Instrumenten führt in der Regel zu einer irreversiblen Beschädigung des Implantats. Die Anwendung eines Reparatursatzes erfordert Geduld und das genaue Beachten der Arbeitsanleitung, da für die Implantat-Aufbau-Verbindungen sehr enge Toleranzen bei der Herstellung der Präzisionsteile notwendig sind.

## Knocheneinbruch bis zu $^1/_3$ der Implantatlänge

➤ Klärung der Ursache für den Knocheneinbruch
  - Check: Ursache
    • Infektion während der Einheilphase
    • zu geringes Knochenangebot bei der Implantatinsertion
    • zu hohe mechanische Belastung
  - Check: Konsequenz
    • ästhetische Problem
    • hygienische Einschränkung
  - Therapie des ästhetischen Problems durch chirurgische Intervention:
    • Lappenpräparation
    • Reinigung und Desinfektion (5 % $H_2O_2$ Tupfer, antimikrobielle photodynamische Therapie, Chlorhexidin-Gel)
    • bei Knochendefekt auch autogenes Transplantat
    • Transplantat und Implantatabdeckung durch Weichgewebetransplantat (Bindegewebetransplantat, Roll- oder Verschiebelappenplastik
  - Therapie der hygienischen Einschränkung: Entfernung der rauen Implantatoberfläche durch Finierer oder Polierer.
  - Entzündliche Genese: siehe Periimplantäre Erkrankung.

## Knocheneinbruch über $^1/_3$ der Implantatlänge

➤ Lässt sich der Knocheneinbruch nicht therapieren oder besteht die Gefahr einer Implantatfraktur, muss das Implantat entfernt werden.
  - Therapie: Anwendung der systemspezifischen Instrumentensätze zur Implantatentfernung.

## Implantatbehandlung – Durchführung

➤ Reevaluation nach Abschluss der Vorbehandlung
➤ Entscheidung: Zahn versus Implantat
➤ schriftlich dokumentiertes Aufklärungsgespräch über Risiken und Nebenwirkungen der geplanten Therapie sowie Darlegung der Behandlungsalternativen
➤ Terminvereinbarung
➤ operativer Eingriff mit Implantatinsertion, eventuell zweizeitiges Vorgehen bei umfangreicher Augmentation
➤ Nachbehandlungen
➤ Kontrolluntersuchungen während Einheilphase
➤ Eröffnungsphase/Weichgewebemanagement
➤ prothetische Versorgung
➤ Nachsorge, Kontrollen und Hygienemanagement.

## Nachsorgephase – Arzt/Ärztin

➤ 1. Kontrolle der Okklusion und Funktion 7 – 10 Tagen nach Inkorporation des Zahnersatzes.
➤ Patienten mit Parafunktionen sollten spätestens jetzt eine protektive Schiene für den nächtlichen Einsatz erhalten.
➤ Die Nachsorgephase muss ärztlich begleitet sein; Kontrolluntersuchungen bezüglich der Hygienemaßnahmen können an entsprechend fortgebildetes Personal (zahnmedizinische Fachassistentin / Dentalhygienikerin – siehe unten) delegiert werden.
➤ Die Nachsorgephase umfasst im 1. Funktionsjahr eine halbjährliche ärztliche Untersuchung mit Dokumentation folgender klinischer Befunde:
  – subjektives Empfinden des Patienten
  – Suprastruktur:
    • Lockerungen
    • Frakturen
    • Keramikabplatzungen, -absplitterungen
  – Mukosa:
    • Rötung
    • Schwellung
    • Exsudat auf Druck
    • Schmerz auf Druck
    • Blutung
    • Plaquebildung
  – Funktionsprüfung und Okklusionskontrolle
    • Prüfung der statischen Okklusion
    • Prüfung der dynamischen Okklusion
➤ Eine routinemäßige Erfassung der periimplantären Sondierungstiefen halten wir zum heutigen Zeitpunkt für *nicht* mehr indiziert. Verschiedene Bauarten der Implantat-Abutment-Verbindungen lassen eine objektivierbare Sondierungstiefe *nicht* zu. Die leichte Verletzbarkeit hemidesmosomaler Strukturen rechtfertigt diese Untersuchungsmethode nicht.
➤ Die Blutung nach Sondierung umfasst nicht die Sondierung bis zum erreichbaren Taschenboden, sondern lediglich die vorsichtige Einführung der Sonde am marginalen Taschenrand, nicht tiefer als 1 – 2 mm.
➤ Eine Sondierung bis zum Taschenboden ist nur bei Patienten mit vermuteten destruierenden pathologischen Prozessen indiziert.

➤ Radiologische Erfassung des Knochenniveaus zur Dokumentation bei Beginn der Belastungs- bzw. Funktionsphase;

➤ Radiologische Untersuchungen werden im 1. und 2. Funktionsjahr halbjährlich empfohlen; nach Ablauf dieser Zeit kann die radiologische Kontrolle auf einen jährlichen Rhythmus reduziert werden.

➤ Bei stabilen klinischen und radiologischen Untersuchungsergebnissen kann ab dem 2. Funktionsjahr die ärztliche Routineuntersuchung einmal jährlich erfolgen.

➤ Davon bleibt die Notwendigkeit einer halbjährlichen Hygienekontrolle unberührt.

➤ Je nach Umfang der implantatprothetischen Rehabilitation entscheidet die zahmedizinische Fachassistentin (ZMF) bzw. Dentalhygienikerin (DH) zusammen mit dem Arzt patientenfallspezifisch über die notwendige Recallfrequenz.

## Nachsorgephase – ZMF/DH

➤ Die Nachsorge sollte mindestens halbjährlich erfolgen.

➤ Eine Anpassung der Häufigkeit ist je nach Behandlungsumfang, Motivation des Patienten und dessen Hygienefähigkeit notwendig; bei bekanntem Zahnverlust durch eine Parodontopathie sollte die Nachsorgefrequenz entsprechend angepasst werden.

**Tabelle 12.1** Checkliste für die Dentalhygiene

| Befund | Therapeutische Maßnahmen |
|---|---|
| *An der implantatprothetischen Rekonstruktion* | |
| Plaque, Verfärbung, Zahnstein | Plaque- bzw. Zahnsteinentfernung, Politur mit Gumminapf, Spezialpolierpaste, Plastikscalern (z. B. Implacare 4 R-4 L, Hu-Friedy, USA), Reinstruktion der Mundhygienemaßnahmen mit Interdentalbürsten/Super-Floss, Remotivation Titan-Recall-Instrumente |
| Lockerung der Suprastruktur/ Rekonstruktion | ärztliche Vorstellung, ggf. Röntgendiagnostik, Demontage der Suprastruktur, Wiederbefestigung bei Abutment-Lockerung oder Dezementierung; ggf. weiterführende Maßnahmen |
| Schlifffacetten, Keramikabplatzungen | Okklusionskontrolle durch Arzt, Einschleifmaßnahmen, Protektionsschiene |
| *An der periimplantären Mukosa* | |
| Rötung, leichte Schwellung, geringfügige Blutung | • Plaque- bzw. Zahnsteinentfernung, Politur mit Gumminapf, Spezialpolierpaste, Plastikscalern, Reinstruktion der Mundhygienemaßnahmen, Remotivation<br>• Röntgen, Taschenreinigung mit 2 % $H_2O_2$, Reduktion der mikrobiellen Besiedlung, Spülung 14 Tage mit CHX 0,2 % 2- bis 3-mal täglich, kurzes Recall, Antimikrobielle Photodynamische Therapie (APT) |
| Druckschmerz, Exsudat (Sekret, Pus), Blutung, Schwellung, erhöhte Sondierungstiefe (> 5 mm) | • Abklärung mit Arzt, Röntgen, Taschenreinigung mit 2 % $H_2O_2$, Reduktion der mikrobiellen Besiedelung, evtl. Applikation von topischen Metronidazol-Präparaten (z. B. Elyzol), Spülung 14 Tage mit CHX 0,2 % 2- bis 3-mal täglich, evtl. orale Antibiose, kurzes Recall, Antimikrobielle Photodynamische Therapie (APT)<br>• Abklärung mit Arzt wegen Ursachen und weiterführenden Maßnahmen |

➤ **Mukositis:** entzündliche Veränderungen im periimplantären Weichteilgewebe ohne Knochenverlust.
➤ **Periimplantitis:** entzündliche Veränderungen im periimplantären Weichteilgewebe mit Knochenverlust.

## Ätiologische Faktoren

➤ Biomechanische Fehlbelastung des Implantats (loading theory).
➤ Bakterielle Infektion (plaque theory).
➤ Genetische Disposition (smoker theory).
➤ **Merke:** Das bindegewebige Attachment an einem Implantat ist anders strukturiert als an einem Zahn:
  – Wegen des hohen Faseranteils und der wenigen Fibroblasten und Gefäße kann der Weichteilabschluss an einem Implantat mit einer Narbe verglichen werden.
  – Durchbricht ein Entzündungsprozess diese Mukosaschranke, gelangen die Erreger fast direkt in das Knochenlager. Es ist nur begrenzte Infektabwehr möglich, da diese lediglich von den Gefäßen der Tunica propria des Epithels ausgeht.

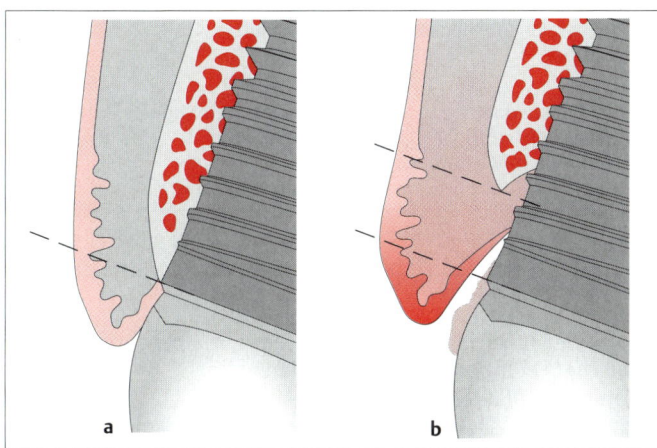

Abb. 12.**1 a, b** Gesundes (**a**) und erkranktes Implantatlager (**b**) (nach Spiekermann 1994).

**Tabelle 12.2** Diagnostische Möglichkeiten zur Früherkennung der Periimplantitis

| Diagnostische Möglichkeiten | Klinische Relevanz |
| --- | --- |
| Sondierung des periimplantären Sulkus (Tiefe u. Blutung) | +++ |
| Intraorale Röntgenbilder (EZA) | +++ |
| Bestimmung der SFFR (Sulkusfluidrate) mittels Periotron | ++ |
| Mikrobiologische Analysen der submarginalen Mikroflora mittels DNA- u. RNA-Sonden | ++ |
| Dämpfungscharakteristik mittels Periotest | + |
| Überprüfung der okklusalen Belastungsverhältnisse | ++ |
| IL-1-Spiegel | +++ (bei Rauchern) |

## Risikofaktoren für Periimplantopathien

- ➤ Aktives Rauchen (lokale Durchblutungsstörungen)
- ➤ genetische Disposition (erhöhter IL-1-Spiegel)
- ➤ Zusammensetzung der oralen Mikroflora
- ➤ subgingivale Mikroflora noch vorhandener Restzähne bei unbehandelter marginaler Parodontitis (wechselseitige parodontal-periimplantäre Infektionen)
- ➤ biomechanische Überbelastung des Implantats
- ➤ Fehlen der befestigten und/oder keratinisierten Gingiva
- ➤ ungünstiges Design für einfache Reinigungsmöglichkeit.

**Tabelle 12.3**  Stadien der Periimplantitis nach Spiekermann und Lang

| Stadium | Röntgenbild | Klinisches Erscheinungsbild |
|---|---|---|
| 1 | geringer horizontaler Knochenabbau mit periimplantären Knocheneinbrüchen | geringe Sondierungsblutung |
| 2 | mäßiger horizontaler Knochenabbau mit zirkulärem Einbruch | geringe Sondierungsblutung Sondierung < 5 mm |
| 3 | mittel bis starker horizontaler Knochenabbau mit zirkulärem Einbruch | Sondierungsblutung Taschensekret Sondierung > 5 mm |
| 4 | starker horizontaler Knochenabbau mit breiten zirkulären Einbrüchen und/oder Verlust der oralen/lingualen Knochenwand | heftige Sondierungsblutung Sondierung > 5 mm Taschensekret evtl. Implantatmobilität |

## Therapie

- ➤ **Ziel:**
  - – Beseitigung der periimplantären Infektion nach erfolgreicher Initialbehandlung
  - – Ausschaltung biomechanischer Fehlbelastungen am Implantat
  - – Vermeidung von weiterem periimplantären Knochenabbau
  - – Rekonstruktion von periimplantären Defekten und Verbesserung der Reinigungsmöglichkeit am Implantat.
- ➤ **Material:**
  - – Parodontalsonde
  - – Kunststoff- und Titanküretten
  - – teflonbeschichtete Kunststoffküretten, Titanküretten
  - – Prophylaxewinkelstück mit Gummipolierkelchen
  - – Desinfektionsmittel
  - – rotes, hochtouriges Winkelstück mit Feinstkorndiamanten
  - – chirurgisches Standardinstrumentarium, Absaugkanüle klein
  - – Membranen für GBR-Technik, Fixationsnägel
  - – autogenes oder alloplastisches Knochenersatzmaterial
  - – Parodontalverband
  - – Explantationsfräsen entsprechend Implantatdurchmesser
  - – lokale Desinfektionsmethoden:
    - • 0,5 %ige Chlorhexidin-Lösung
    - • 20 %ige Zitronensäurelösung
    - • lokal applizierbare Antibiotika (Metronidazol-Gel, Tetrazyklin-Fäden)
    - • antimikrobielle photodynamische Therapie.

➤ **Behandlung der Mukositis:**
- Abnahme/Reinigung der prothetischen Suprakonstruktion und Überprüfung auf Schwachstellen
- supra- und subgingivale Oberflächenreinigung mit Entfernung des Taschenepithels und des Granulationsgewebes
- lokale Applikation von Desinfektionsmittel
- Verordnung von Mundspülungen: 0,2 %ige Chlorhexidin-Lösung 2 x/d über 2 Wochen
- eventuell systemische Antibiotikagabe (Winkelhoff-Cocktail)
- Hygieneinstruktion
- **Merke:** Eine rezidivierende Mukositis sollte durch lokale, hoch konzentrierte Applikation von Antibiotika behandelt werden, z.B. mit tetrazyklinhaltigen Fäden (Actisite) oder Metronidazol-Gel (Elyzol).
- Alternativ: Anwendung der APT

➤ **Behandlung der Periimplantitis:**
Keimspektrum der Periimplantitis: hoch pathogene, gramnegative Anaerobier:
- Actinobacillus actinomycetemcomitans
- Prevotella intermedia
- Bacteroides gingivales und intermedius.

## Antibiotikageführte Therapiemöglichkeit

➤ Beseitigung oder Reduktion der Risikofaktoren.
➤ systemische Verabreichung von Antibiotika:
- Nitroimidazol (Ornidazol) $2 \times 500$ mg/d über 10 Tage
- Kombination von Metronidazol (Flagyl $3 \times 250$ mg/d) und Amoxicillin (Amoxipen $3 \times 375$ mg/d) über 10 Tage.
➤ Detoxikation der Implantatoberfläche mit Kunststoffscalern und/oder Titanküretten und Entfernung des Granulationsgewebes.
➤ Spülung mit 20 %iger Zitronensäurelösung (30 – 60 s) und anschließende Spülung mit NaCl-Lösung.
➤ Applikation von Chlorhexidin-Gel.
➤ Implantoplastiken-Glättung der unebenen Implantatoberflächen mit feinem Diamantschleifer und Gummipolitur.
➤ Periimplantäres Weichgewebemanagement bei beweglicher periimplantärer Mukosa (Schaffung einer Zone keratinisierter, fest angewachsener Schleimhaut. z.B. durch freies Schleimhauttransplantat aus dem Gaumen).

## Behandlung von Knochendefekten bei einer Periimplantitis

➤ **Resektive Maßnahmen** bei bis zu 3 mm tiefen flachen und breiten Knochendefekten: Glättung und Anfrischung der Knochenoberfläche sowie apikale Verschiebung des Weichgewebes.
➤ **Regenerative Maßnahmen** bei tiefen oder breiten zirkulären Knochendefekten mit einer Tiefe > 3 mm:
GBR-Technik mit autogener Knochentransplantation oder alloplastischem Knochenersatzmaterial (Volumen schaffender Knochenersatz muss während des gesamten Heilungsprozesses stabil bleiben).
➤ Explantation bei Implantatmobilität oder für den Fall, dass mehr als $^2/_3$ des Knochens durch die Infektion verloren gegangen sind.

## Antimikrobielle Photodynamische Therapie (APT)

Bei der APT handelt es sich um ein physikalisches Verfahren zur Reduktion der mikrobiellen Belastung des periimplantären Weichgewebes.

➤ Funktionsweise:
  – Eine lichtaktive Farbstofflösung wird als Photosensibilisator (Fa. HelboBlue, Grieskirchen, Österreich) in das bakteriell belastete Areal eingebracht.
  – Nach einer Inkubationszeit von mindestens 60 Sekunden, in denen sich der Photosensibilisator an die Bakterienzellwand anlagert, erfolgt die Aktivierung des Photosensibilisators mit nichtthermischem Licht einer dem Absorptionsspektrum des Photosensibilisators entsprechenden Wellenlänge.
  – Hierdurch wird ein photochemischer Prozess ausgelöst, bei dem durch Elektronentransfer die Lichtenergie auf Sauerstoffmoleküle übertragen wird, sodass lokal Singulettsauerstoff entsteht. Dieser ist ein starkes Oxidationsmittel, das vorzugsweise über Lipidoxidation sofort zu einer irreversiblen, letalen Schädigung der Bakterienzellwand führt: photochemische Dekontamination
  – Auf Grund der substanzspezifischen Eigenschaften des Photosensibilisators lagert dieser sich vorwiegend an den Bakterienzellwand an, sodass das umliegende Gewebe weitgehend geschützt ist. Durch die guten Fließeigenschaften des Photosensibilisators werden auch schwer zugängliche Areale (dünne Knochentaschen, Implantatoberfläche) erreicht.

➤ Vorgehen:
  – Vorbehandlung mit geschlossener Applikation (ohne Aufklappen) für 2 – 3 Sitzungen, je nach Entzündungsgrad
  – Periimplantitis-Operation mit Aufklappung, mechanischer Reinigung, antimikrobieller photodynamischer Therapie und ggf. Augmentation.

**Tabelle 12.4**  Vergleich der Dekontaminationsmethoden

| Wirkung | Lokale Antiseptika | Lokale Antibiotika | Systemische Antibiotika | APT |
|---|---|---|---|---|
| Spezifität für breites Bakterienspektrum | – | + | + | +++ |
| Sensibilisierung bzw. Resistenzbildung | + | ++ | +++ | 0 |
| Wiederholbarkeit | ++ | + | – | +++ |
| Systemische Nebenwirkungen | 0 | + | ++ | 0 |
| Lokale Nebenwirkungen | +++ | ++ | + | 0 |

➤ Enossale Implantate weisen auf Grund ihrer starren Fixierung im Knochen positionsstabile, stationäre Verankerungseigenschaften auf (maximale Verankerungsmöglichkeit).
➤ Nachteile der reaktiven Belastung zur Verankerung herangezogener Zähne oder Zahngruppen treten nicht auf.
➤ Anwendung von enossalen Implantaten im Zahnbogen als orthodontische Maximalverankerung mit anschließender prothetischer Nutzung.
➤ Enossale Implantate (im Zahnbogen platziert) werden nicht vor Abschluss des skelettalen Wachstums eingesetzt.
➤ Anwendung von speziellen **Orthoimplantaten** (meist außerhalb des Zahnbogens, z.B. palatinal als sog. Gaumenimplantat); spätere Entfernung notwendig.
  – Orthoimplantate, z.B. als Gaumenimplantat, können schon während des skelettalen Wachstums eingesetzt werden
  – sehr eingeschränktes Indikationsspektrum
  – Entfernung durch Osteotomie wegen Osseointegration der Implantate
  – geringe Patientenakzeptanz
  – schwierige Insertion durch eingeschränkte Zugänglichkeit im Gaumendach.
➤ Zunehmender Ersatz der Orthoimplantate durch spezielle enossale Mini-Knochenschrauben, sog. Micro-Anchorage-System:
  – Minischrauben haben für die orthodontische Verankerung speziell angefertigte Schraubenköpfe.
  – Gewindedurchmesser 1,8–2,0 mm, Gewindelänge 6–8 mm.
  – Einsatz überall unter Schonung anatomischer Strukturen (Zahnwurzeln, nervale Strukturen u.Ä.) innerhalb und außerhalb der Pars alveolaris der Kieferknochen:
    • Einsatz meist außerhalb des Zahnbogens z.B. als extrakoronaler Ansatzpunkt der Kraft im Apikalbereich bei Zahnintrusion.
    • Dadurch günstige Hebelverhältnisse mit Minimierung von kippenden Kräften.
  – Minimal invasiver Eingriff bei Einsatz und Entfernung der Minischrauben.
  – Sofortige Belastung bzw. Verankerungsnutzung.
  – Einfache und patientenschonende Entfernung nach Verankerungsnutzung.
  – Einsatz auch vor Abschluss des Kieferwachstums möglich.
➤ Zunehmende Bedeutung bei der kieferorthopädischen Behandlung Erwachsener und Jugendlicher.
➤ Micro-Anchorage-System löst Orthoimplantate zunehmend ab.

## Indikationen für orthodontische Verankerung mittels enossaler Implantate/Knochenschrauben

➤ Unzureichende desmodontale Verankerungsmöglichkeit:
  – bei reduzierter Zahnanzahl
  – bei fortgeschrittenem Attachmentverlust
➤ Inakzeptanz extraoraler Verankerungsmöglichkeiten vor allem in der Erwachsenenbehandlung.
➤ Bessere bzw. direktere Krafteinleitung, z.B. bei Mesialisierung bzw. Distalisierung, Intrusion von Zähnen, Vermeidung bzw. Minimierung kippender Krafteinwirkung.

## Klinische Anwendung – konventionelle Dentalimplantate

➤ Permanent als orthodontisch-prothetische Verankerung:
  – Nur vorübergehende Nutzung als orthodontische Verankerung.
  – Einsatz konventioneller dentaler Implantate.
  – Anschließende prothetische Nutzung des Implantatpfeilers.

- Der Insertionsort des Implantats wird durch spätere Nutzung als prothetischer Pfeiler bestimmt.
  - Exakte prothetische Planung mittels diagnostischem Waxup/Setup.
  - Anzahl und Positionierung der Implantate nach prospektiven prothetischen Gesichtspunkten.
- Implantationsort ist immer der Alveolarfortsatz innerhalb des Zahnbogens: direkte Implantatverankerung (maximale kieferorthopädische Verankerung)
- typische Indikationen für orthodontisch-prothetische Nutzung:
  - dysgnathes Lückengebiss bei Fehlen mehrerer Zähne
  - uni- bzw. bilaterale Freiendsituation in Verbindung mit einer Malokklusion des anterioren Zahnsystems
➤ Temporärer Einsatz enossaler Verankerungsimplantate:
  - Orthoimplantate
  - Mini-Knochenschrauben
    - Entfernung nach orthodontischer Nutzung notwendig.

## Klinische Anwendung – Orthoimplantate

Ausschließlich orthodontische Verankerung:
➤ Implantationsorte außerhalb der Pars alveolaris:
  - Unterkiefer – retromolarer Bereich (Trigonum retromolare)
    Komplikation: Schädigung N. alveolaris inferior, Mundbodenperforation
  - Oberkiefer – anteriores Gaumendach (Sutura palatina mediana)
    Komplikation: Perforation der Nasenhöhle, Schädigung des N. nasopalatinus
  - indirekte Implantatverankerung
  - limitiertes Knochenangebot zwingt zur Applikation von Implantaten mit geringer Dimension
  - geringe Patientenakzeptanz:
    - wegen langer Palatinalbögen
    - wegen Entfernung durch Osteotomie.
➤ Zeitlich limitierte Nutzungsdauer des Implantatpfeilers:
  - Implantat wird nach der Nutzung wieder entfernt
  - besonderer Aufklärungsbedarf vor der Behandlung

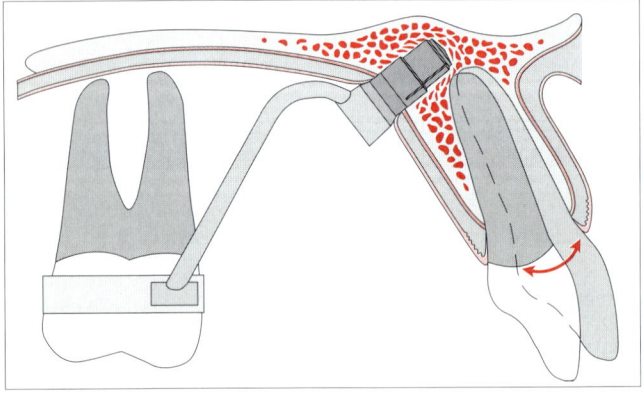

Abb. 13.**1**  Stabilisierung der Molaren durch Gaumenimplantat zur absoluten Verankerung bei Retrusion der Frontzähne.

➤ Einsatz orthodontischer Spezialimplantate (prothetisch aus Designgründen nicht nutzbar):
  - enossale Orthoimplantate, z. B. Straumann Orthoimplantat (Fa. Straumann, Freiburg)
  - subperiostale Ortho-Correct Implantate (Fa. Mondeal Medical Systems, Tuttlingen).

## Klinische Anwendung – subperiostale Orthoimplantate

➤ Subperiostal liegendes Implantatsystem auf Basis von Miniosteosyntheseplatten und Minischrauben (Ortho-Correct, Fa. Mondeal Medical Systems, Tuttlingen)
➤ monokortikale Schraubenverankerung (Mikroschrauben)
➤ Einsatzorte:
  - Gaumendach
  - retromolar
  - Kinnregion
➤ Vorteile:
  - sofort belastbar
  - Verkürzung der Behandlungsdauer
  - einfache, atraumatische, monokortikale Schraubenfixierung
  - rotationsstabil durch 4-Punkt-Plattenfixierung
➤ Nachteil: hohe Invasivität beim Einsetzen und Entfernen
  - auf Grund der hohen Invasivität geringe Marktdurchsetzung
  - Ablösung durch monokortikale Minischrauben.

## Klinische Anwendung – Micro-Anchorage-System

➤ Monokortikale Mikroschrauben
➤ sofort belastbar
➤ mikroinvasives Einsetzen und Entfernen
➤ Einsatz außerhalb der Zahnbögen bei entsprechender knöcherner Grundlage
➤ Indikationen:
  - Molarenmesialisierung bei frühzeitigem Verlust der 6-Jahr-Molaren
  - Zahnintrusion
  - Zahndistalisierung
  - Pfeileraufrichtung
➤ System hat sich auf Grund der geringen Invasivität durchgesetzt
  - bestes Kosten-Nutzen-Verhältnis.

## Vorteile der Implantatverankerung für orthodontische Behandlungen

➤ Verankerungsmittel wie Headgear oder intermaxilläre Gummizüge werden überflüssig.
➤ Verankerung ist von Patienten-Compliance unabhängig.
➤ Mechanischer Aufwand der orthodontischen Apparatur wird deutlich reduziert.
➤ Steigender Tragekomfort bei verbesserter Ästhetik führt zu höherer Akzeptanz orthodontischer Behandlungen besonders im Erwachsenenalter.
➤ Effizienz der orthodontischen Mechanik nimmt durch die zuverlässige Verankerung in besonderem Maße zu.
➤ Besser vorhersagbares Behandlungsergebnis.
➤ Verkürzte Behandlungszeiten.
➤ Keine Nebeneffekte durch insuffiziente Verankerung.
➤ Implantatverankerung ermöglicht in parodontal vorgeschädigten Gebissen mit minimaler desmodontaler Verankerungskapazität eine orthodontische Therapie.

➤ Nur für den Einsatz von später prothetisch genutzten Implantaten im Zahnbogen gilt: Anwendung *nicht* vor Abschluss des skelettalen Wachstums.

➤ *Temporäre* Implantatverankerung außerhalb des Zahnbogens (z. B. Mikroschrauben) ist auch während des Kieferwachstums möglich.

➤ Besonderer Aufklärungsbedarf:

– Bei *ausschließlicher* orthodontischer Verankerungsnutzung von Orthoimplantaten Explantation durch Osteotomie nach Behandlungsabschluss, z. B. bei Gaumenimplantaten.

– Einheilzeit vor orthodontischer Krafteinleitung 10 – 12 Wochen bei enossalen Orthoimplantaten.

➤ Sofortige Belastung bei subperiostalen Ortho-Correct Implantaten oder monokortikale Mikroschrauben (Micro-Anchorage-System).

➤ Unabhängigkeit von der Patienten-Compliance.

➤ Erhöhung der Effizienz der orthodontischen Mechanik durch stabile Implantatverankerung (kieferorthopädische Maximalverankerung).

## Kapitel 1

Balshi TJ, Wolfinger GJ. Immediate loading of Branemark implants in edentulous mandibles: a preliminary report. Implant Dent. 1997; 6: 83–8.

Becker W, Becker BE, Huffstetlert S. Early functional loading at 5 days for Branemark implants placed into edentulous mandibles: a prospective, open-ended, longitudinal study. J Periodontol. 2003; 74: 695–702.

Binon PP. Evaluation of the effectiveness of a technique to prevent screw loosening. J Prosthet Dent. 1998; 79: 430–2.

Binon PP. The spline implant: design, engineering, and evaluation. Int J Prosthodont. 1996; 9: 419–33.

Branemark PI, Hansson BO, Adell R, et al. Osseointegrated implants in the treatment of the edentulous jaw. Experience from a 10-year period. Scand J Plast Reconstr Surg Suppl. 1977; 16: 1–132.

Brunski JB. In vivo bone response to biomechanical loading at the bone/dental-implant interface. Adv Dent Res. 1999; 13: 99–119.

Buser D, Nydegger T, Hirt HP, Cochran DL, Nolte LP. Removal torque values of titanium implants in the maxilla of miniature pigs. Int J Oral Maxillofac Implants. 1998; 13: 611–9.

Chiapasco M, Gatti C, Rossi E, Haefliger W, Markwalder TH. Implant-retained mandibular overdentures with immediate loading. A retrospective multicenter study on 226 consecutive cases. Clin Oral Implants Res. 1997; 8: 48–57.

Davies JE. Mechanisms of endosseous integration. Int J Prosthodont. 1998; 11: 391–401.

Degidi M, Piattelli A. Comparative analysis study of 702 dental implants subjected to immediate functional loading and immediate nonfunctional loading to traditional healing periods with a follow-up of up to 24 months. Int J Oral Maxillofac Implants. 2005; 20: 99–107.

Ericsson I, Randow K, Nilner K, Peterson A. Early functional loading of Branemark dental implants: 5-year clinical follow-up study. Clin Implant Dent Relat Res. 2000; 2: 70–7.

Froum S, Emtiaz S, Bloom MJ, Scolnick J, Tarnow DP. The use of transitional implants for immediate fixed temporary prostheses in cases of implant restorations. Pract Periodontics Aesthet Dent. 1998; 10: 737–46; quiz 748.

Fugazzotto PA, Kirsch A, Ackermann KL, Neuendorff G. Implant/tooth-connected restorations utilizing screw-fixed attachments: a survey of 3,096 sites in function for 3 to 14 years. Int J Oral Maxillofac Implants. 1999; 14: 819–23.

Garfield RE. An expandable implant fixture. Dent Implantol Update. 1998; 9: 37–40.

Gomez-Roman G, Kruppenbacher M, Weber H, Schulte W. Immediate postextraction implant placement with root-analog stepped implants: surgical procedure and statistical outcome after 6 years. Int J Oral Maxillofac Implants. 2001; 16: 503–13.

Goodacre CJ, Bernal G, Rungcharassaeng K, Kan JY. Clinical complications with implants and implant prostheses. J Prosthet Dent. 2003; 90: 121–32.

Haessler D, Kornmann F, Passi P, Neugebauer J. Sofortimplantation mit Sofortbelastung. Z Orale Implantol. 2005; 1.

· Hansson S. A conical implant-abutment interface at the level of the marginal bone improves the distribution of stresses in the supporting bone. An axisymmetric finite element analysis. Clin Oral Implants Res. 2003; 14: 286–93.

Jaffin RA, Berman CL. The excessive loss of Branemark fixtures in type IV bone: a 5-year analysis. J Periodontol. 1991; 62: 2–4.

Jansen VK, Conrads G, Richter EJ. Microbial leakage and marginal fit of the implant-abutment interface. Int J Oral Maxillofac Implants. 1997; 12: 527–40.

Khoury F, Happe A. Temporäre Implantate bei ausgedehnten Kieferkammaugmentationen – Ergebnisse einer klinischen Studie. Implantologie. 2001; 9: 375–87.

Kirsch A. Titan-spritzbeschichtetes Zahnwurzelimplantat unter physiologischer Belastung beim Menschen. Dtsch Zahnarztl Z. 1980; 35: 112–4.

Kirsch A, Ackermann KL, Neuendorff G, Nagel R. Neue Wege in der Implantatprothetik – Der klinische Einsatz des Camlog-Systems. Teamwork. 2000; 3: 8–39.

Knofler W, Kurze P. Knochenreaktionen auf Implantate mit ANOF-Schichten und Tetrafluoräthylen-Glimmpolymer in der Kaninchentibia. Zahn Mund Kieferheilkd Zentralbl. 1986; 74: 138–42.

Krafft T, Peschla M. Abrasion of surface components in endosseous implants depending on their shape and coating. Int J Oral Maxillofac Surg. 1994; 23: 418–9.

Krennmair G, Furhauser R, Weinlander M, Piehslinger E. Maxillary interim overdentures retained by splinted or unsplinted provisional implants. Int J Prosthodont. 2005; 18: 195–200.

Lazzara RJ, Porter SS, Testori T, Galante J, Zetterqvist L. A prospective multicenter study evaluating loading of osseotite implants two months after placement: one-year results. J Esthetic Dent. 1998; 10: 280–9.

Ledermann PD. Die Neue Ledermann Schraube [New Ledermann screw]. Quintessenz. 1988; 39: 799–815.

May D, Romanos GE. Implantatprothetische Sofortversorgung des zahnlosen Unterkiefers durch Konusretention – Ein neues Behandlungskonzept. Quintessenz. 2001; 52: 283–90.

Misch CE. Density of bone: effect on treatment plans, surgical approach, healing, and progressive bone loading. Int J Oral Implantol. 1990; 6: 23–31.

Mollersten L, Lockowandt P, Linden LA. Comparison of strength and failure mode of seven implant systems: an in vitro test. J Prosthet Dent. 1997; 78: 582–91.

Neugebauer J, Cantzler P, Piattelli A. 15 Jahre klinische Erfahrung mit gestrahlt-geätzten Oberflächen, die Weiterentwicklung zur CELLplus-Oberflächenstruktur. ZWR. 2003; 112: 429–34.

Petrungaro PS. Fixed temporization and bone-augmented ridge stabilization with transitional implants. Pract Periodontics Aesthet Dent. 1997; 9: 1071–8; quiz 1080.

Romanos GE. Present status of immediate loading of oral implants. J Oral Implantol. 2004; 30: 189–97.

Rupp F, Scheideler L, Rehbein D, Axmann D, Geis-Gerstorfer J. Roughness induced dynamic changes of wettability of acid etched titanium implant modifications. Biomaterials. 2004; 25: 1429–38.

Sammons R, N. Lumbikanonda, Cantzler P. Osteoblast interactions with different microstructured dental implant surfaces: comparative study of cell attachment, migration, proliferation, and differentiation. J Dent Res. 2003; 82: 1840.

Schnitman PA, Wohrle PS, Rubenstein JE, DaSilva JD, Wang NH. Ten-year results for Branemark implants immediately loaded with fixed prostheses at implant placement. Int J Oral Maxillofac Implants. 1997; 12: 495–503.

Schroeder A, van der Zypen E, Stich H, Sutter F. The reactions of bone, connective tissue, and epithelium to endosteal implants with titanium-sprayed surfaces. J Maxillofac Surg. 1981; 9: 15–25.

Schulte W, d'Hoedt B, Axmann D, Gomez-Roman G. 15 Jahre Tübinger Implantat und seine Weiterentwicklung zum FRIALIT-2 System. Z Zahnärztl Implantol. 1992; VIII: 77.

Simon B, Vizethum F. Hydroxylapatit-beschichtete Implantologie – eine Standortbestimmung. Z Zahnärztl Implantol. 1993; IX: 75–81.

Skop P, Dietrich U, Wagner W. Klinische Erfahrungen mit dem Ha-Ti-Implantat nach 3jähriger Anwendung. Z Zahnärztl Implantol. 1993; 9: 30–3.

Sul YT, Johansson CB, Kang Y, Jeon DG, Albrektsson T. Bone reactions to oxidized titanium implants with electrochemical anion sulphuric acid and phosphoric acid incorporation. Clin Implant Dent Relat Res. 2002; 4: 78–87.

Szmukler-Moncler S, Piattelli A, Favero GA, Dubruille JH. Considerations preliminary to the application of early and immediate loading protocols in dental implantology. Clin Oral Implants Res. 2000; 11: 12–5.

Szmukler-Moncler S, Salama H, Reingewirtz Y, Dubruille JH. Timing of loading and effect of micromotion on bone-dental implant interface: review of experimental literature. Int J Biomed Mater Res. 1998; 43: 192–203.

Tarnow DP, Emtiaz S, Classi A. Immediate loading of threaded implants at stage 1 surgery in edentulous arches: ten consecutive case reports with 1- to 5-year data. Int J Oral Maxillofac Implants. 1997; 12: 319–24.

Weigl P. New prosthetic restorative features of Ankylos implant system. J Oral Implantol. 2004; 30: 178–88.

Weinländer M, Neugebauer J, Lekovic V, Zoeller JE, Vasilic N, Plenk jr H. Mechanical stability and histological analysis of immediate loaded implants with various surfaces and designs. Clin Oral Impl Res. 2003; 14: X.

Weng D, Nagata M, Melo L, Leite C, Bosco A, Richter EJ. Influence on Microcap design on periimplant bone. Poster presentation: Europerio 4. European Federation of Periodontology 19.–21.06.2003.

Wohrle PS. Single-tooth replacement in the aesthetic zone with immediate provisionalization: fourteen consecutive case reports. Pract Periodontics Aesthet Dent. 1998; 10: 1107–14; quiz 1116.

## Kapitel 2

Bößmann K, Kimmel K, Müller F. Hygieneleitfaden des Deutschen Arbeitskreises für Hygiene in der Zahnarztpraxis. DAHZ; 2003; 6: 1–44.
Tetsch J, Tetsch I, Tetsch P. Implantationen unter Berücksichtigung des Medizinproduktegesetztes (MPG). Z Zahnärztl Impl. 2005; 2: 108–11.

## Kapitel 3

Ackermann K, Blaha I, Bürkel A, Ehrl PA, Fischer-Brandies E, Schlegel D, Schulte W, Strunz V, Takacs G. Frankfurter Konsensus Implantologie vom 23.01.1991. In: Gesellschaft für Orale Implantologie, Hrsg. Jahrbuch für Orale Implantologie 1991. Berlin: Quintessenz; 1991. 11–15.
Berger C, Nickenig H-J. Indikation enossaler Implantate. In: BDIZ, Hrsg. Gutachterhandbuch Implantologie. Breisach: Medizinische Verlags- und Informationsdienste; 2002. 75–80.
Brandt HH. Einführung in die Implantologie. München: Urban & Schwarzenberg; 1996.
Fehér A, Schärer P. Zahnmedizin 2000. Ein klinisches Kompendium, Band IV. Zürich: KBM Verlag; 1999.
Graf G., Brinkmann, Ehrl, Hartmann, Hirsch, Lange, Müller, Ratajczak: In Brinkmann E, Foerster H, Hrsg. Weißbuch Implantologie. Bonn: Jahrbuchverlag; 2000.
Koeck B, Wagner W, Hrsg. Implantologie (Praxis der Zahnheilkunde, Bd. 13.) München: Urban & Schwarzenberg; 1996.
Misch CE, Judy KW. Classification of partially edentulous arches for implant dentistry. Int J Oral Implantol. 1987; 4: 7–13.
Spear FM, Mathews DM, Kokich VG. Interdisciplinary management of single-tooth implants. Semin Orthod. 1997; 1: 45–72.
Strassburg M. 107. Jahrestagung der Deutschen Gesellschaft für Zahn-, Mund- und Kieferheilkunde. Dtsch Zahnärztl Z. 1983; 131.

## Kapitel 4

Besimo EC, Lambrecht TJ. Bildgebende Verfahren zur prächirurgisch-prothetischen Planung implantatgetragener Suprastrukturen. Implantologie. 1995; 3: 193–207.
Edinger D. Mit Bits & Bytes implantieren. Implantologie J. 2000; 1: 8–24.
Nentwig G-H. Diagnostik, Planung und Aufklärung aus prothetischer Sicht. In: Koeck B, Wagner W, Hrsg. Implantologie. (Praxis der Zahnheilkunde, Bd. 13.) München: Urban & Schwarzenberg; 1996.
Strietzel FP. Klinische und bildgebende präimplantologische Diagnostik. Implantologie J. 1999; 3: 7–14.
Zitzmann NU, Naef R, Schüpach P, Schaerer P. Sofort- oder verzögertes Sofortimplantat bei Anwendung der Prinzipien der gesteuerten Knochenregeneration. Acta Med Dent Helv. 1996; 1: 221–7.

## Kapitel 5

Bedeutung von Heil- und Kostenplänen für die Erstattungsfähigkeit zahnärztlicher Behandlungskosten in der Rechtsprechung:
   - KG VersR 2000, 89.
   - BGH, NJW 1995, 784.
   - AG Köln, NJW 1987, 708.
   - OLG Düsseldorf, NJW 1987, 706.
   - LG Braunschweig, NJW 1988, 777.
Karthaus IC. Rechtsprechungsübersicht für das Zahnarzthaftungsrecht. ZWR. 2002; 3: 121–29.
BDIZ (Hrsg.). Weißbuch Implantologie. Bonn: Jahrbuch-Verlag; 2000. 104–64.

## Kapitel 6

Balshi TJ. Preventing and resolving complications with osseointegrated implants. Dent Clin North Am. 1989; 33: 821–868.
Ewers R, Schicho K, Truppe M, et al. Computer-aided navigation in dental implantology: 7 years of clinical experience. J Oral Maxillofac Surg. 2004; 62: 329–34.

# Literatur

Fortin T, Champleboux G, Bianchi S, Buatois H, Coudert JL. Precision of transfer of preoperative planning for oral implants based on cone-beam CT-scan images through a robotic drilling machine. Clin Oral Implants Res. 2002; 13: 651–6.

Handelsman M. Treatment planning and surgical considerations for placement of wide-body implants. Compend Contin Educ Dent. 1998; 19: 507–512, 514; quiz 516.

Hassfeld S, Muhling J, Zoller J. Intraoperative navigation in oral and maxillofacial surgery. Int J Oral Maxillofac Surg. 1995; 24: 111–9.

Hatcher DC, Dial C, Mayorga C. Cone beam CT for pre-surgical assessment of implant sites. J Calif Dent Assoc. 2003; 31: 825–33.

Kirsch A, Ackermann KL, Neuendorff G, Nagel R. Teamwork in der Implantologie. Teamwork. 1998; 1: 43–54.

Klein M, Hein A, Lueth T, Bier J. Robot-assissted placement of craniofacial implants. Int J Oral Maxillofac Implants. 2003; 18: 712–18.

Mischkowski RA, Zinser MJ, Neugebauer J, Kubler AC, Zoller JE. Comparison of static and dynamic computer-assisted guidance methods in implantology. Int J Comput Dent. 2006; 9: 23–35.

Stein W, Hassfeld S, Brief J, Bertovic I, Krempin R, Muhling J. CT-based 3D-planning for dental implantology. Stud Health Technol Inform. 1998; 50: 137–43.

Watzinger F, Birkfellner W, Wanschitz F, et al. Positioning of dental implants using computer-aided navigation and an optical tracking system: case report and presentation of a new method. J Craniomaxillofac Surg. 1999; 27: 77–81.

## Kapitel 8

Arzouman MJ, Otis L, Kipnis V, Levine D. Observations of the anterior loop of the inferior alveolar canal. Int J Oral Maxillofac Implants. 1993; 8: 295–300.

Block MS, Chang A, Crawford C. Mandibular alveolar ridge augmentation in the dog using distraction osteogenesis. J Oral Maxillofac Surg. 1996; 54: 309–14.

Eymer H, Preuss FE. Platelet-Rich Plasma – Erste klinische Beobachtungen mit autologen Wachstumsfaktoren zur Verbesserung augmentativer Verfahren mit autogenem, xenogenem sowie synthetischen Knochenersatzmaterial. Implantologie. 1999, 4: 399–406.

Friberg B, Ivanoff CJ, Lekholm U. Inferior alveolar nerve transposition in combination with Branemark implant treatment. Int J Periodontics Restor Dent. 1992; 12: 440–9.

Frisch E, Jakobs HG, Krüger J, Engelke W. Bone Splitting als unterstützende Maßnahme bei zahnärztlich-chirurgischen Eingriffen. Z Zahnärztl Implantol. 1992; 8: 122.

Gottenhrer NR, Singer G. Full team approach for provisional stabilisation of the endentulous implant patients. The Nation's Leading Clinical News Magazine for Dentists. 1996; 15: 56, 58–9.

Gustmann J. Mit plättchenreichem Plasma Knochen schneller und sicher regenerieren. Implantologie J. 2000; 1: 26–35.

Happe A. Sofortbelastung stegverblockter Schraubenimplantate im zahnlosen Unterkiefer. Quintessenz. 2000; 51: 1237–46.

Hidding J, Lazar F, Zöller JE. The vertical callus-distraktion – clinical cases. Tuttlingen: Gebr. Martin. 1999.

Ilizarow GA. Basic principles of transosseous compression and distraction osteosynthesis. Orthop Travmatol Protez. 1971; 30: 7.

Ledermann PD. Der Sofort-Implantat-Steg im zahnlosen Unterkiefer – über 20jährige Erfahrungen. Swiss Dent. 1996; 17: 5–18.

Marx RE. Platelet-rich plasma: A source of multiple autogenous growth factors for bone grafts. In: Lynch SE, Genco RJ, Marx RE, eds. Tissue engineering. Applications in Maxillofacial Surgery and Periodontics. Quintessence. 1999: 71–82.

Misch CE. Density of bone: effect on treatment plans, surgical approach, healing, and progressive boen loading. Int J Oral Implantol. 1990; 6: 23–31.

Nentwig GH. Die Technik des Bone Splitting bei alveolären Rezessionen im Oberkiefer-Frontbereich. Quintessenz. 1986: 1825.

Nentwig GH. Knochenspreizung und Knochenkondensierung zur Verbesserung des Implantatlagers. Quintessenz. 1996; 47: 7.

Neugebauer J, Becker P, Beck K. Die Sofortbelastung von Implantaten im zahnlosen Unterkiefer. Zahnärztl Welt. 1999; 108: 595–601.

Osborn JF. Die Alveolar-Extensions-Plastik. Teil 1. Berlin: Quintessenz; 1985; 36: 9.

Osborn JF. Die Alveolar-Extensions-Plastik. Teil 2. Berlin: Quintessenz; 1985; 36: 339.

Renner PJ, Romanos GE, Nentwig GH. Die Knochenspreizung bei der Implantation im reduzierten Alveolarfortsatz des Oberkiefers. Dtsch Zahnärztl Z. 1996; 51: 118.

Rosenquist B. Fixture placement posterior to the mental foramen with transpositioning of the inferior alveolar nerve. Int J Oral Maxillofac Implants. 1992; 7: 45–50.

Schuhmacher GH. Anatomie für Stomatologen; Leipzig: Barth 1984. S. 40 (3. Aufl. unter dem Titel „Anatomie für Zahnmediziner"; Heidelberg: Hüthig 1997).

Sendax VI. Mini implant strategy offers a broad range of uses. The Nation's Leading Clinical Magazine For Dentists. 1996; 17: 12–15.

Smiler DG. Repositioning the inferior alveolar nerve for placement of endosseous implants: technical note. Int J Oral Maxillofac Implants. 1993; 8: 145–50.

Strietzel FP, Nowak M. Höhenverlauf des Limbus alveolaris bei Implantationen mit der Osteotomtechnik. Retrospektive Untersuchung. [Changes in the alveolar ridge level in implantation using the osteotomy technic. Retrospective studies]. Mund Kiefer Gesichtschir. 1999; 3: 309–13.

Summers RB. A new concept in maxillary implant surgery: the osteotome technique. Compendium. 1994; 15: 152, 154–6, 158 passim; quiz 162.

Summers RB. The osteotome technique: Part 2 – The ridge expansion osteotomy (REO) procedure. Compendium. 1994; 15: 422, 424, 426, passim; quiz 436.

Summers RB. The osteotome technique: Part 3 – Less invasive methods of elevating the sinus floor. Compendium. 1994; 15: 698, 700, 702–4 passim; quiz 710.

Takacs G. Nervverlagerung und enossale Implantation im unteren Seitenzahngebiet. DGZI – Intern 1993; 3: 8–12.

Whitman DH, Berry RL, Green DM. Platelet gel: an autogenous alternative to fibrin glue with applications in oral and maxillofacial surgery. J Oral Maxillofac Surg. 1997; 55: 1294–9.

## Kapitel 9

Becker W, Dahlin C, Becker BE, Lekholm U, van Steenberghe D, Higuchi K, Kultje C. The use of e-PTFE barrier membranes for bone promotion around titanium implants placed into extraction sockets: a prospective multicenter study. Int J Oral Maxillofac Implants. 1994; 9: 31–40.

Boyne PJ. Osseous reconstruction of the maxilla and the mandible. Chicago: Quintessence 1997.

Buser D, Bragger U, Lang NP, Nyman S. Regeneration and enlargement of jaw bone using guided tissue regeneration. Clin Oral Implants Res. 1990; 1: 22–32

Eicker LA, Tomakidi P, Haessler D, Neugebauer J, Zöller JE. Die Vitalität von gefilterten Knochenspänen zum präimplantologischen Knochenaufbau – Histologische Untersuchungen und klinische Erfahrungen. Z Zahnärztl Implantol. 2002; 18: 93–100.

Haessler D, Vizethum F, Zoller JE. Autogene Knochentransplantation mit Hilfe eines Spankollektors – eine Methodenbeschreibung. Implantologie. 1999; 4: 315–22.

Khoury F. Augmentation of the sinus floor with mandibular bone block and simultaneous implantation: a 6-year clinical investigation. Int J Oral Maxillofac Implants. 1999; 14: 557–64.

Kübler A, Neugebauer J, Oh JH, Scheer M, Zoller JE. Growth and proliferation of human osteoblasts on different bone graft substitutes. An in vitro study. Implant Dent. 2004; 13: 171–9.

Lorenzoni M, Pertl C, Polansky RA, Jakse N, Wegscheider WA. Evaluation of implants placed with barrier membranes. A retrospective follow-up study up to five years. Clin Oral Implants Res. 2002; 13: 274–80.

Murray G, Holden R, Roschlau W. Experimental and clinical study of new growth of bone in a cavity. Am J Surg. 1957; 93: 385–7.

Schlegel KA, Neukam FW. Augmentationen, Knochenersatzmaterialien, Membranen in der Implantologie. In: Reichart PA, Hausamen JE, Becker J, Neukam FW, Schliephake H, Schmelzeisen R, Hrsg. Curriculum Chirurgie. Berlin: Quintessenz; 2001. S. 434 –59.

Schlegel KA. Klassifikation der knöchernen Defekte in der GBR. ZWR. 1994: 103; 679–82.

Summers RB. The osteotome technique: Part 3 – Less invasive methods of elevating the sinus floor. Compendium. 1994; 15: 698, 700, 702–4 passim; quiz 710.

## Literatur

Tatum H, Jr. Maxillary and sinus implant reconstructions. Dent Clin North Am. 1986; 30: 207 – 29.

Watzinger F, Luksch J, Millesi W, Schopper C, Neugebauer J, Moser D, et al. Guided bone regeneration with titanium membranes: a clinical study. Br J Oral Maxillofac Surg. 2000; 38: 312 – 5.

Wiltfang J, Merten HA, Schlegel KA, Schultze-Mosgau S, Kloss FR, Rupprecht S, et al. Degradation characteristics of alpha and beta tri-calcium-phosphate (TCP) in minipigs. J Biomed Mater Res. 2002; 63: 115 – 21.

### Kapitel 10

Bücking W. Die Biomechanik der Okklusion in der Implantatprothetik. In: HJ Hartmann, Hrsg. Aktueller Stand der Zahnärztlichen Implantologie. Balingen: Spitta; 1996.

Gausch K. Erfahrungen mit Front-Eckzahn-kontrollierten Totalprothesen. Dtsch Zahnarztl Z. 1986; 41: 1146 – 9.

Richter EJ, Weigl P, Gomez-Roman G. Empfehlungen der DGI – Verbundbrücken. Deutsche Gesellschaft für Implantologie im Zahn-, Mund- und Kieferbereich e.V. 2003.

### Kapitel 11

ten Bruggenkate CM, Krekeler G, Kraaijenhagen HA, Foitzik C, Oosterbeek HS. Hemorrhage of the floor of the mouth resulting from lingual perforation during implant placement: a clinical report. Int J Oral Maxillofac Implants. 1993; 8: 329 – 34.

Haessler D, Kormann F, Kielhorn J. Intraoperativ auftretende Komplikationen bei der Sinus-Lift-OP. Posterpräsentation DGI-Jahrestagung 30.11. – 02.12.2000.

Kalpidis CD, Setayesh RM. Hemorrhaging associated with endosseous implant placement in the anterior mandible: a review of the literature. J Periodontol. 2004; 75: 631 – 45.

Nergiz I, Schmage P, Shahin R. Removal of a fractured implant abutment screw: a clinical report. J Prosthet Dent. 2004; 91: 513 – 7.

### Kapitel 12

Dörtbudak O, Haas R, Mailath-Pokorny G. Effect of low-power laser irradiation on bony implant sites. Clin Oral Implants Res. 2002; 13: 288 – 92.

Dörtbudak-Kneissl E, Dörtbudak O, Bernhart D, Haas R, Mailath-Pokorny G. Die photodynamische Therapie zur Keimreduktion bei parodontalen Erkrankungen. Stomatologie. 2000; 1 – 4.

Haas R, Baron M, Dortbudak O, Watzek G. Lethal photosensitization, autogenous bone, and e-PTFE membrane for the treatment of peri-implantitis: preliminary results. Int J Oral Maxillofac Implants. 2000; 15: 374 – 82.

Jovanovic SA, Spiekermann H, Richter E-J. Die Knochenregeneration im Bereich freiliegender Implantatflächen – Eine klinische Studie. Die Quintessenz. 1993; 44: 341 – 55.

Jovanovic SA, Spiekermann H, Richter E-J. Eine klinische Studie. Die Quintessenz. 1993; 45: 509 – 515.

Lang NP, Nyman S, Senn C, Joss A. Bleeding on probing as it relates to probing pressure and gingival health. J Clin Periodont. 1991; 18: 257 – 61.

Mombelli A, Lang NP. Antimicrobial treatment of periimplant infections. Clin Oral Implants Res. 1992; 3: 162.

Spiekermann H. Implantologie. (Farbatlanten der Zahnmedizin, Bd. 10.) Stuttgart: Thieme 1994. 317 – 21.

Zablotsky M, Diedrich D, Meffert R. Detoxification of endotoxin-contaminated titanium and hydroxylapatite-coated surfaces utilizing various chemotherapeutic and mechanical modalities. Implant Dent. 1992; 1: 154 – 8.

**A**

Abdrucknahme 117 f
– Kurzzeitprovisorium 83
– Unterkiefer, zahnloser 93
Abklärung
– allgemeinmedizinische 41 f
– implantationsspezifische 43 ff
Abstand, interimplantärer 125
Allgemeinmedizin
– Abklärung 41 f
– Kontraindikation 31 ff
Alternativtherapie 52
Aluminiumoxid 3
Alveolarkamm-Spaltosteotomie
77 f
Analgesie 61
Anamnese, allgemeinärztliche 41 f
Anästhesie
– Aufklärung 50
– Augmentationsverfahren 102 f
Antibiotika
– lokale 138
– Periimplantitis 137
– systemische 138
Antimikrobielle Photodynamische
Therapie (APT) 138
Antiseptika, lokale 138
APT (Antimikrobielle Photo-
dynamische Therapie) 138
Artikulation 119
Ätzen 4
Aufbau
– angussfähiger 121
– Einzelzahnversorgung 121
– Fraktur 131
– Keramik 121
– Kunststoff 121
– Titan 121
Aufdehnung, krestale 114
Aufklärung s. Patientenaufklärung
Auflagerung 99
Augmentation
– Alveolarkamm-Spaltosteotomie
78
– Entnahme, extraorale 102
– Lappenbildung, mukomuskulo-
periostaler 65
– Nachsorge 102, 104
– Orthopantomogramm 98
– präimplantologische 48
– Schema 98
– Sinusbodenelevation 106 f
– Technik 83
– Vorgehensweise 83
Augmentationsmaterial 84
Augmentationsverfahren
– Grundlage 95 f
– Knochen, körpereigener 97 ff
– Knochenersatzmaterial 108 ff

– Knochenreparation, biologische
100 f
– Komplikation 127 f
– Membrantechnik 111 ff


**B**

Beckenkammtransplantat, freies
95
Behandlungskartei 49
Behandlungsplan 57
Belastung s. Implantatbelastung
Beratungsgespräch 56
Bereich, interforaminaler 38
Bindegewebetransplantation 115
Blocktransplantat, monokortikales
98
Blutung, postoperative 128
Bohrschablone 58
– 3D-Bohrschablone 60
– konventionelle 60
Bone condensing 75 f
Bone splitting, segmentales 77
Bone spreading 73 f
Brückenversorgung 122
– abnehmbare 122, 124
– Verbundbrücke 124
– verschraubte 122
– zementierte 122
Bruxismus 131


**C**

Computertomographie 56


**D**

Defektversorgung
– extraorale 28, 30
– intraorale 28, 30
Dekontaminationsmethode 138
Dentalhygiene 134
Dentalimplantat, konventionelles
139
Diagnostik 41 ff
– Implantatlager 44 ff
– Knochenangebot 45 f
– präimplantologische 46
Disk-Implantat 9
Distanzosteogenese 1, 3
Distraktionsosteogenese
– Abfolge 79
– Risiko 81
– Vorteil 81
Distraktor 80
Dokumentation 53
Doppelkrone 123

Drehmoment 8
Dysfunktion, myogene 35


**E**

Eindrehinstrument 15
Eingriff, operativer
– Auswirkung 53
– Praxisumsetzung 23 f
– Kontraindikation, allgemein-
medizinische 32
Einheilmodalität 18
Einlagerung 99
Einzelzahnimplantat 27, 29
Einzelzahnversorgung 120 f


**F**

Filiaepodiae 1
Freiendsituation 27, 29 f


**G**

Gaumenimplantat 140
Gespräch, erstes 41
Gewinde
– apikales 8
– Retention 7
Gewindeprofil, reduziertes 8
Gingivafarbe 36
Gingivaformer 14, 18
Gingivaqualität 36
Gingivaquantität 35
Gingivitis 39


**H**

Halteschraube 131
Hämatom 128
Hartgewebe 100
Hausarztüberweisung 42
Hydroxylapatit(HA-)Beschichtung
6


**I**

Immunabwehr 32
Implantat
– basal osseointegriertes 9
– Belastung, kaufunktionelle 20 f
– benachbart stehendes 36
– definitiv inseriertes 20
– Kiefer, teilbezahnter 20
– Mobilisierung 129
– parallelwandiges 11

Implantat
– Problemkreis 32
– strategisches 20
– temporäres
– – Belastung kaufunktionelle 20
– – Insertation 82
– Verankerungselement, ortho-
 statisches 139 f
– wurzelförmiges 10
Implantatabstand 125
Implantatanschluss
– bindegewebiger 12
– biologischer 13
– epithelialer 12
– giebeldachförmiger 13
– hemidesmosomaler 12
– Position, krestale 70
Implantatanschlussgeometrie,
 parallele 12
Implantatanzahl 28
Implantat-Aufbau-Verbindung
 15 ff
– Rotationssicherung 17 f
Implantatbehandlung 133
Implantatbelastung
– ansteigende 19
– Belastungsart 20 f
– kaufunktionelle 20
– nichtfunktionelle 21
– verzögerte 19
Implantatbettaufbereitung 66 ff
– normierte 7
Implantatbettpräparation
– Alveolarkamm-Spaltosteotomie
 77
– Bone spreading 73
Implantatdesign, zylindrisches 9
Implantatdimension 58
Implantatdurchmesser-
 bestimmung 48
Implantateinheilung 84
Implantatgeometrie
– Dimension, enossale 10 f
– krestal 12
– Verankerung, enossale 7 ff
Implantatinsertion 69 f
Implantation
– bikortikale 88
– Bone condensing 76
– dentale
– – Indikation 25 f
– – Ziel 26
– subgingivale 18
– transgingival einzeitige 18
– transgingival zweizeitige 18
Implantationshilfe, 3D-basierte 58
Implantationsmodalität 18
Implantationsregion 47
Implantationsspezifische
 Abklärung 43

Implantationszeit 18
– extraktionszeitnahe 18
Implantatlager
– Darstellung 83
– Diagnostik
– – klinische, präoperative 44
– – radiologische 45
– – Sofortimplantation 47 f
– – – verzögerte 47 f
– – Spätimplantation 45
– erkranktes 135
– gesundes 135
Implantatmaterial 2 f
– Vorbereitung 61
Implantatniveau 117
Implantatoberfläche 3 ff
– Bearbeitung
– – Säure, mineralische 3
– – Strahlen 4 f
Implantatosseointegration 1 f
– Phasen 1 f
– Ablauf 2
Implantatplanung
– Maßnahme, vorbereitende 56 ff
– 3D-Programm 59 f
– Sägeschnittmodell 46
– Übertragung 61
Implantatposition 58
Implantatprognose 26
Implantatsteg 123
Implantatverankerung
– axial verschraubte 120
– enossale 7 ff
– externe 15
– horizontal verschraubte 121
– interne 15
– Spreizverankerung 9
– transversal verschraubte 121
– Vorteil 141
– zementierte 120
Implantatverschluss 71
– temporärer 14
Implantologie
– Indikation 27 ff
– Kontraindikation 31 ff
– Regelversorgung 29
Indikation 25 ff
Indikationsklasseneinteilung 27 ff
– Implantologie, zahnärztliche
 (BDIZ) 27
– nach Brinkmann 27
– prothetisch determinierte 28 f
Insertionsdrehmoment, hohes 126
Insertionsinstrument 15
Instrumentvorbereitung 61
Interimsimplantat 82 ff
– Entfernung 85
– Körnung, transgingivale 83
– Setzen 83
Interimsprothese 128

Interimsversorgung 72
Internist 42
Inzisionseröffnung, krestale 114


**K**

Keramikaufbau 121
Kiefer
– atrophierter 80
– zahnloser 28 ff
Kieferhöhle 38
Kieferkamm, abgerundeter 13
Kieferkammdistraktion, vertikale
 79 f
– Technik, operative 80
Kieferkammerhöhung, absolute
 95
Kieferkammspaltung 77
Knochen
– autogener 101
– körpereigener 97
– Lasteinleitung 32
Knochenangebot
– horizontales 45
– transversales 46
– vertikales 45
Knochenaufbau 90 f
Knochendarstellung 116
Knochendeckel
– Luxation 87
– Präparation 87
Knochendefekt 36
– Periimplantitis 137
Knochendichteklasse 39
Knocheneinbruch 131
Knocheneinlagerung 99
Knochenentnahme
– autologe 105
– extraorale 102
– intraorale 103 f
Knochenentnahmeort
– möglicher 99
– Unterkiefer 103
Knochenersatzmaterial (KEM) 99,
 108 ff
– alloplastisches 108
– Applikation 127
– Augmentationsverfahren 108 ff
– Auswahl 108
– Risiko 110
Knochen-Implantat-Grenze 12
Knochenlager, insuffizientes 84
Knochenmodellierung 2
Knochenneubildung 90
Knochenniveau, krestales 12
Knochenqualität 38
Knochenregeneration, gesteuerte
 (guided bone regeneration,
 GBR) 37, 48

Knochenreparation
- Mechanismus, biologischer 100
- Verlauf, zeitlicher 101
Knochenschraube 139
Knochensepten, approximale 36
Knochenspreizinstrument 73
Knochentransplantat
- allogenes 108
- Unterkiefer 103
- xenogenes 108
Knochenveränderung,
  präexistente 39
Knochenverlust, vertikaler 36
Komplikation 124 ff
- Aufklärung 53
- nach Implantation 128
- Prothetik 130
- während Implantation 125
Kontakt, approximaler 36
Kontaktosteogenese 1
Kontraindikation
- allgemeinmedizinische 31 ff
- zahnmedizinische 34 f
Konus 15
Körnung, transgingivale 83
Körperabwehr 32
Kortikalis, Schlitzung
- Alveolarkamm-Spalt-
  osteotomie 77
- Bone spreading 73
Kosten 51
Krankheit, periimplantäre 135
Kugelkopfattachment 123
Kunststoffaufbau 121
Kunststoffprovisorium 84
Kurzzeitprovisorium 83

**L**

Lachlinienverlauf 35
Lagerpräparation 102, 104
Laminaepodiae 1
Langzeitprovisorium, metall-
armiertes 84
Lappenadaption, zirkumzervikale
84
Linea myelohyoidea 38
- Implantat, wurzelförmiges 10

**M**

Materialvorbereitung 61
Matrixkalzifikation 2
Medizinproduktegesetz 22
Membranapplikation 113, 127
Membranmaterial 112
Membrantechnik 111 ff
- Risiko 113

Metallreferenzkugel 47
Micro-Anchorage-System 139
- Anwendung, klinische 141
Mikro-Pit 3
Mikrostrukturierung, krater-
förmige 4
Modellherstellung 119
Mukosa
- fixierte 40
- periimplantäre 134
- Schnittführung 64
Mukositis 135
- Behandlung 137
Mukozele 127
Mundhygiene, unzureichende 39

**N**

Nachbarzahn 36
Nachbehandlung
- Alveolarkamm-Spaltosteotomie
  78
- Bone condensing 76
- Bone spreading 74
- Nervverlagerung 89
Nachsorge, postoperative 72
Nachsorgephase 133
Nahtdehiszenz 128
Nahtverschluss
- Alveolarkamm-Spaltosteotomie
  78
- Bone condensing 76
- Bone spreading 73
- Nervverlagerung 89
Nasenboden 38
Nasennebenhöhlen 38
Navigationssystem 60
Nervale Struktur 37
Nerv-Gefäß-Bündel 87
Nervlateralisation 86
Nervus alveolaris inferior
- Anatomie 86 f
- Transposition/Implantation 86
Nervus alveolaris mandibulae
  inferior 10
Nervus mandibularis
- Anatomie 87
- Innervationsgebiet 87
- Schädigung 125
Nervus mentalis 38
- Darstellung 87
- Präparation 87
Nervus nasopalatinus 38
Nervverlagerung 86 ff
- Implantatinsertation 88
- Risiko 89

**O**

Oberflächenstrukturierung,
  bimodale 4
Oberkiefer 38
- anteriorer 10
Okklusion 119
OP-Verfahren, implantologisches
  61 ff
Orthoimplantat
- ennossales 140
- subperiostales 141
Orthopantomogramm 47
Osseointegration s. Implantatos-
  seointegration
Osseointegrationfläche, funktio-
  nelle 28
Osteoblastendifferenzierung 2
Osteogenese 100
Osteoidproduktion 2
Osteoinduktion 100
Osteokonduktion 100
Osteosyntheseschraube 98
Osteotomieerweiterung 77
Oxidation, anodische 5

**P**

Papille 36
- Aufklappen 62
Papillenrekonstruktionsplastik
  115
Paradontopathie 40
Patientenaufklärung 49 ff
- implantologische 50
- Sinusaugmentation 106
- wirtschaftliche 51
Perforation 125
- Weichgewebe 128
Periimplantitis 135
- Früherkennung 135
- Knochendefekt 137
- Stadien 136
- Therapie 136 f
Periimplantopathie 136
Pickup-Technik 118
Pilotbohrung 73
Planung, präimplantologische
  55 ff
3D-Planungsprogramm 59 f
Planungssystem, Vergleich 60
Platelet-rich plasma (PRP) 90 f
Platform-Switch 13, 15
Polygon-Achtkant 16
Polygon-Sechskant 16
Porenstruktur, kegelförmige 5
Präimplantologisches Vorgehen
  48
Präparationsschritt, initialer 75

Praxis, implantologische 22
Primärdiagnostik 48
Primärstabilität, unzureichende 125
Problemkreis 32
Progressive loading 19
Prothese, ausgeschliffene 93
Prothesenverankerung 123 f
Prothetik 114 ff
– Komplikation 130 ff
Pyozele 127

**R**

Regelversorgung 29
Regio interforaminalis 39
Rekonstruktion, implantatprothetische 134
Repositionstechnik 118
Restgebiss, stark reduziertes 30
Restknochenbreite, orovestibuläre 38
Restzahnbestand
– Neubeurteilung 58
– reduzierter 27, 29
– stark reduzierter 28, 29
Retention, mobile, aplikale 9
Risiko, funktionelles 34
– – Management 34 f
Risikoabstufung, allgemeinmedizinische 33
Risikoaufklärung, individuelle 49
Risikofaktor
– anatomischer 37 f
– ästhetischer 35
– dentaler 36
– gingivaler 35
– kieferorthopädischer 40
– knochenbedingter 36
– paradontologischer 39
– patientenbedingter 37
Risikoklasse 23
Risikostrukturierung 34 ff
Rolllappenplastik 114
Rotationssicherung
– Beschädigung 130
– Oktagon 16
– polygonale 16 f
Rückwärtsplanung 55

**S**

Sägeschnittmodell 46
Säure, mineralische 3
Schaltlücke 27, 29 f
Schleimhaut, fixierte 63
Schleimhautniveau 117

Schnittführung 62 ff
– Alveolarkamm-Spaltosteotomie 77
– Bone condensing 75
– Bone spreading 73
– extendierte, parapapilläre 63
– krestopalatinale 83
– lokale, parapapilläre 62
– Nervverlagerung 87
– Schleimhaut, fixierte 63
– türflügelartige 93
– vestibuläre 65
Schockabsorber 83
Schraubenimplantat
– Aufbereitung, schonende 68
– Implantatinsertion 69
– Kortikalisaufbereitung, schonende 67
– parallelwandiges 7
– stufenförmiges 8
Sechskant, externer 15
Septen 127
Sinusbodenelevation
– Augmentation 106 f
– Komplikation 127
Sinusitis, postoperative 127
Sinuslift 99
Socket preservation technique 58
Sofortbelastung
– Implantat, parallelwandiges 11
– Relevanz 20
Sofortimplantation
– Definition 19
– Implantatlagerdiagnostik 47
– Interimsimplantat 83
– Längenplanung 48
– Schnittführung 62 f
– Technik 83
– verzögerte 19
– – Inzision, krestale 63
– Vorgehensweise 83
Sofortversorung 19
Spätimplantation
– Definition 19
– Implantatlagerdiagnostik 45
– Inzision, krestale 63
Spezialgewinde 8
Spline-Verzahnung 15
Spreizverankerung 9
Steg 123
Strahlen 3
Struktur, nervale 37
Superimposition 111
Suprastruktur, provisorische 20

**T**

Therapieentscheidung 57
Titan 2 ff
Titanaufbau 121

Titanbeschichtung 5 f
Titandioxid 3
Titan-Plasma-Beschichtung 5 f
Torx-Geometrie 16
TPS-Beschichtung 6
Transgingivaler Bereich 12
Transplantateinheilung 100 f
Trapezlappenbildung 63
Tube-in-Tube 17
Tuber maxillae 39

**U**

Unterkiefer 38
– atrophierter 11
– Knochenentnahmeort 103
– zahnloser
– – Abdrucknahme 93
– – Implantatinsertion 92
– – Sofortbelastung 92 f
Untersuchungsbefund, klinischer 43

**V**

Verankerung s. Implantatverankerung 15
Verbundbrücke 124
Verletzung 125
Verschlussschraube 14
Verschraubung 130
Versenktiefe 70
Verzahnung 16
Vestibulumplastik 63 f
Volumentomographie, digitale 56
Vorbehandlung 57
Vorgehen, präimplantologisches 48

**W**

Wahleingriff 53
Weichgewebeausformung 114 ff
Wundheilung 32
Wundverschluss 84
Wurzelschädigung 125

**Z**

Zahnersatz
– abnehmbarer 29
– festsitzender 29
Zahnform 36
Zahnlosigkeit 18
Zirkoniumoxid-Keramik 2
Zylinderimplantat 9
– Implantatinsertion 69